骨科疾病穴位注射疗法

朱瑜琪　主编

全国百佳图书出版单位
中国中医药出版社
·北京·

图书在版编目（CIP）数据

骨科疾病穴位注射疗法 / 朱瑜琪主编 . —北京：
中国中医药出版社，2022.1（2024.4 重印）
ISBN 978-7-5132-7346-6

Ⅰ.①骨⋯　Ⅱ.①朱⋯　Ⅲ.①骨疾病—诊疗 ②水针疗法
Ⅳ.①R68 ②R245.9

中国版本图书馆 CIP 数据核字（2021）第 257029 号

中国中医药出版社出版

北京经济技术开发区科创十三街 31 号院二区 8 号楼
邮政编码　100176
传真　010-64405721
河北新华第二印刷有限责任公司印刷
各地新华书店经销

开本 710×1000　1/16　印张 12.75　彩插 0.25　字数 216 千字
2022 年 1 月第 1 版　2024 年 4 月第 3 次印刷
书号　ISBN 978-7-5132-7346-6

定价　60.00 元
网址　www.cptcm.com

服 务 热 线　010-64405510
购 书 热 线　010-89535836
维 权 打 假　010-64405753

微信服务号　zgzyycbs
微商城网址　https：// kdt. im/LIdUGr
官 方 微 博　http：// e. weibo. com/cptcm
天猫旗舰店网址　https：// zgzyycbs. tmall. com

如有印装质量问题请与本社出版部调换（010-64405510）
版权专有　侵权必究

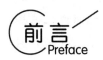

穴位注射（point injection）又称水针疗法，是以中西医理论为指导，依据穴位作用和药物性能，在穴位内注入药物以防治疾病的方法。

穴位注射疗法始于 20 世纪 50 年代初期，当时将针刺疗法和封闭疗法结合起来，发现二者结合应用后对某些病症的治疗效果较单纯使用更佳。到 20 世纪 50 年代中期，穴位注射疗法已经被临床广泛采用，穴位注射的药物亦更加多样化，注射的部位也从单纯的局部反应点或阿是穴，逐步发展到从中医的整体观念出发，应用经络学说等中医理论来指导临床取穴，所用腧穴遍及全身，并扩展到耳穴等。20 世纪 60 年代，穴位注射疗法得到推广和应用，20 世纪 70 年代，穴位注射疗法已应用于内、外、妇、儿、皮肤、五官各科的各类疾病治疗，至 20 世纪 90 年代中期，穴位注射疗法采用的穴位也从少到多，所用的药物扩大到上百种，治疗的病症也扩大到数百种。

穴位注射疗法是中医适宜技术的优秀代表，具有操作简便、用药量小、适应证广、价格低廉、作用迅速、效果灵验等优点，深受广大医务工作者和人民群众的欢迎。随着《中华人民共和国中医药法》的颁布实施，中医药发展驶上快车道，作为中医适宜技术的穴位注射疗法以其独特的优势，将在疾病治疗中发挥越来越大的作用，应用前景十分广阔。

编者通过对文献资料的复习，发现穴位注射疗法治疗病种涵盖临床各科，尤其是在骨科疾病治疗中优势明显。为满足临床实践需求，交流经验，互相学习，以便更好地为广大人民群众的健康服务，结合临床工作经验积累，编者将骨科疾病穴位注射疗法单独编辑成书。本书共分上下两篇各九章，上篇着重介绍穴位注射疗法的起源与发展、作用机制、常用穴位、常用药物、国家标准、操作方法、适应证、禁忌证、注意事项及异常情况的防范与处置、穴位注射疗法的现代研究等内容，下篇按照颈部疾病、肩部疾病、上肢疾病、胸背部疾病、腰部疾病、骶尾部疾病、髋部疾病、下肢疾病及其他疾病的顺序依次对遴选出的 54 个具有代表性的病种，按照穴位选择、药物组成、并用疗法、用法、取穴意义和文献出处等内容予以详细介绍。本书将专业性和可读性融为一体，书后附有骨科常见病证穴位注射疗法的参考文献，可供深入学习和实践指导。

由于我们受经验和时间精力所限，不足之处在所难免，特别是随着中医"传承精华，守正创新"理念的发展，会有更多病证的穴位注射疗法治疗优势显现出来，恳请广大读者指正，以利修订完善和提高。

本书在编写过程中，中华中医药学会运动医学分会、中国中医药研究促进会骨伤科分会、中国民间中医医药研究开发协会骨伤科分会的领导和专家提出了宝贵意见，得到了编者所在单位领导和科室同仁的极大关照和帮助，做了大量不计名利的工作，中国中医药出版社也为本书的出版给予了巨大支持，特此一并表示深切的谢意！

编　者
辛丑年八月

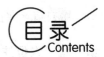

目录
Contents

上篇　总论

下篇　各论

上篇

总　论

第一章　穴位注射疗法的起源与发展

第一节　穴位注射的定义

穴位注射（point injection）又称水针疗法，是以中西医理论为指导，依据穴位作用和药物性能，在穴位内注入药物以防治疾病的方法，是中西医结合的一种新疗法。它是根据所患疾病，按照穴位的治疗作用和药物的药理作用，选用相应的腧穴和药物，将药液注入穴内，以充分发挥针刺、腧穴和药物的综合功效并通过经络传导对机体起作用，从而达到治疗疾病目的的一种方法。

第二节　穴位注射疗法的起源

穴位注射疗法是以中医基础理论为指导，以激发经络、穴位的治疗作用，结合近代医药学中的药物药理作用和注射方法而形成的一种独特疗法。依据穴位作用和药物性能，在穴位内注入药物以防治疾病，因所注射用的药物绝大多数为液体，故又被称为"水针疗法"。

穴位注射疗法起始于 20 世纪 50 年代初期，受苏联巴甫洛夫的"神经反射"学说影响，一些针灸工作者开始探索性地运用巴氏理论指导临床，将针刺疗法和封闭疗法结合起来，它是封闭疗法与针灸疗法相结合的产物，当初被称为"孔穴封闭"，随着临床应用和临床观察发现，二者结合应用的疗法对某些病证的治疗效果较单纯使用更佳。发展到 20 世纪 50 年代中期，随着对"孔穴封闭"疗法的初步整理和学术报道的增多，这一疗法由于应用简便、效果灵验、价格低廉，很快被临床广泛采用。穴位注射的药物亦更加多样化，最初局部封闭的常用药物以普鲁卡因为主，后来逐渐尝试使用生理盐水、葡萄糖注射液、蒸馏水、抗生素等，进而将中、西药物中适宜肌内注射的大部分注射液，甚至气体、自身静脉血等也扩充进去。注射的部位也从单纯的局部反应点或阿是穴，逐步发展到从中医的整体观念出发，应用经络学说等中医理论来指导临床取穴，所用腧穴遍及全身，并扩展到耳穴等。在当时蓬勃发展的中医现代化大浪潮下，针灸疗法的研究者和临床工作者在针具、刺激方法、应用范围等方面，都做了很多新的尝试，尤其是针灸疗法与现代医学、现代科技的结合，取得了一定的创造性发现。20 世纪 60 年代，穴位注射疗法得到推广和应用，到 70 年代，穴位注射疗法应用于内、外、妇、儿、皮肤、五官各科的各类疾病治疗，90 年代中期，穴位注射疗法采用的穴位从少到多，所用的药物扩大到上百种，治疗的病证也扩大到数百种。

第三节　穴位注射疗法的发展

穴位注射疗法经过几十年的发展，所用药物更趋多样化，几乎能够应用于肌内注射的药物都可以用作穴位注射。从临床资料来看，有中药、西药以及中西药物混合制成的针剂；也有在穴位上注射生理盐水、注射用水及低浓度的葡萄糖溶液等；还有注射组织液；甚至注射氧气、空气等；也有将患者自身的血液、某种植物油等进行注射的报道。除此之外，注射的部位、选择的腧穴也越来越多，临床治疗的病症也日益增多，使用范围涉及内、外、妇、儿、五官等临床各科。穴位注射疗法既具有传统中医学的治疗特点与作用途径，又具有现代医学的药理作用、特点及治疗途径，而且具有操作简便易掌握、治疗时间短、不影响患者正常活动、疗效持久等特点。它是我国医务工作者开创性地将中医针灸疗法和西医注射疗法有机结合起来的产物，更是"古法新用，中西结合"的典范。它不仅丰富了中医传统治疗方法，也为西医提供了新的治疗途径，成为中西结合的一个交汇点和结合点，促进了中西医的融会贯通。本法具有操作简便、用药量小、适应证广、作用迅速等优点，因此其临床应用逐年增多。但编者在查阅常用药物，包括中药或中成药注射液的药品说明书后，发现仅仅有极少数的药品在说明书中明确了穴位注射的用药途径，其他注射液的用法中均未提及，随着医疗法律法规越来越完善，如果超说明书（用药途径）用药，会存在一定的法律风险，也希望生产厂家能收集相关研究数据，进一步修订、规范说明书，增补穴位注射这一用药途径，为临床医生用药提供切实可靠的依据。

第二章　穴位注射疗法的作用机制

第一节　穴位注射疗法的中医理论基础

穴位注射疗法即在穴位内注入药物，其作用基础与传统针刺有相同之处，即通过刺激相应穴位，以激发经气，疏通经络，对失衡的机体功能进行调节。但穴位注射又有药物注入穴位中，从而又能发挥药物的作用，产生针刺、穴位与药物相叠加的三重刺激。由此可见，穴位注射的作用基础与传统针刺一样，与中医理论的整体观、藏象学说、经络、腧穴密不可分。

一、整体观

中医学理论体系是经过长期的临床实践，在唯物论和辩证法思想指导下逐步形成的，它来源于实践，反过来又指导实践。它有三个基本特点：整体观念、恒动观念和辨证论治。

整体是构成事物诸要素的统一体，是由其组成部分以一定的联系方式构成的。整体观念是对事物和现象的统一性、完整性和联系性的认识。中医学理论认为人体是一个以五脏为中心的有机的整体，人与自然界密切相关，人体受社会、生存环境影响，这种机体自身整体性及其与内外环境统一性的认识，称为整体观念。它贯穿于中医生理、病理、诊法、辨证、治疗等理论体系中，对临床有重要的指导意义。

整体观念的主要内容如下。

1. 人体是一个有机的整体　人体是由脏腑、经络及生命的基本物质精、气、血、津液所构成的。形体结构上，人体由若干脏腑、组织器官所组成。这些脏腑、器官在结构上是相互关联、不可分割的。人体以五脏为中心，通过经络系统，把六腑、五体、五官、九窍、四肢百骸等全身组织器官有机地联系起来，并通过精、气、血、津液等的作用，构成一个表里相连、上下沟通、密切联系、协调共济、井然有序的统一整体。每一个脏腑器官都是有机整体的一个组成部分。生理功能上，一方面各脏腑发挥着自身的功能，另一方面脏腑功能之间又有着相辅相成的协同作用和相反相成的制约作用。病理变化上，脏腑之间相互影响，任何局部的病变都可能引起全身的反应，整体功能的失调也可反映于局部。由于各脏腑、组织、器官在生理、病理上存在着相互联系和影响，在诊断疾病时，就可以通过五官、形体、舌脉等外在的变化来了解和判断内脏病变，从而做出正确的诊断，并从脏腑之间、脏腑与组织之间的关系入手，着眼于调节整体功能的失调，采取综合治疗，而不仅限于局部病变的处理。

2. 人与自然环境的统一性　人类生活在自然界中，自然界存在着人类赖以生存的必要条件。如大自然存在的阳光、空气、水、各种物质、生物圈等，构成了人类生存、繁衍的基本环境。因此，自然界的风、寒、暑、湿、燥、火的运动变化，必然会直接或间接地影响人体，而机体则相应地产生生理和病理上的反应，故谓"人与天地相应也"（《灵枢·邪客)》）。这种"天人一体观"认为，天有三阴三阳六气和五行的变化，人体又有三阴三阳六气和五脏之气的运动。自然界阴阳五行的变化，与人体五脏六经之气的运动是相互通应的。所以，人与自然环境密不可分，息息相通，即"人与天地相应"。《素问·四气调神大论》说："阴阳四时者，万物之终始也，死生之本也，逆之则灾害生，从之则苛疾不起。"人生活在自然界，应顺应自然，而不是违背自然的规律。

3. 人与社会环境的统一性　社会是以一定物质生产活动为基础而相互联系的人类共同体，是生命系统的一个组成部分。人不单是生物个体，还是社会中的一员，具备社会属性。社会环境不同，可造成个体的身心功能与体质的差异，如政治、经济、文化、宗教、法律、婚姻、风俗习惯、生活方式、人际关系、饮食习惯、兴趣爱好等社会因素，都会影响人体生理活动、心理活动及病理变化。心理因素与社会环境密切联系在一起，称之为社会-心理因素。人既有自身属性，又有社会属性。人生活在社会环境中，社会环境因素的变化与人们的身心健康和疾病密切相关。良好的社会环境、融洽的人际关系，可使人精神振奋，勇于进取，有益于身心健康；不利的社会环境可使人精神压抑，或紧张恐惧，从而影响身心健康。中医学历来强调人与自然、社会的和谐统一，重视社会心理因素，即情志因素对健康和疾病的影响。故

《素问·上古天真论》说："精神内守，病安从来？"

二、藏象学说

藏象学说在中医学理论体系中占有极其重要的地位，对于阐明人体的生理和病理、指导临床实践具有普遍的意义。

"藏象"首见于《素问·六节藏象论》。"藏"指藏之于体内的内脏；"象"是指表现于外的生理、病理现象。二者组合，藏象即为机体内脏的生理活动和病理变化反映于外的征象。张景岳在《类经》中说："象，形象也，藏居于内，形见于外，故曰藏象。"藏象学说是研究藏象概念内涵，各脏腑的形态结构、生理功能、病理变化及其与精、气、血、津液之间的相互关系，以及脏腑之间、脏腑与形体官窍及自然社会环境之间相互关系的学说。

中医学既通过解剖分析的直接观察方法认识脏腑的形态和功能，又运用哲学思维以整体观察的方法认识脏腑的生命活动规律，并以精气的贮藏、运动和代谢来解说脏腑功能。因此，中医学的脏腑不仅仅是形态学结构的脏器，也是在形态学结构的基础上，赋予了某些特殊功能的生理病理系统。

三、经络

经络是人体内运行气血、联络脏腑、沟通内外、贯穿上下的通路，包括经脉和络脉。"经"有路径的含义，为直行的主干；"络"有网络的含义，为侧行的分支。经脉是气血运行的主干，人体的腧穴主要分布在经脉上，所以了解经脉的有关理论对穴位注射的应用至关重要。经络系统是由经脉与络脉相互联系、彼此衔接而构成的体系。经络系统将人体的组织器官、四肢百骸联络成一个有机的整体，并通过经气的活动，调节全身各部的机能，运行气血，协调阴阳，从而使整个机体保持协调和相对平衡。

经络系统由经脉和络脉组成，其中经脉包括十二经脉、奇经八脉，以及附属于十二经脉的十二经别、十二经筋、十二皮部；络脉包括十五络脉和难以计数的浮络、孙络等。

十二经脉在循行路径上，有其特定属络的脏腑，并与其他的脏腑、官窍也发生一定联系，当体内脏腑发生变化时，可通过经络反映于体表相应的穴位上；而通过刺激体表的相应穴位，又可疏通经络，调节气血，对脏腑的病理变化起到治疗作用。了解脏腑与经络的这一双向关系对于在穴位注射时辨病辨证、选穴配穴都有重要的指导意义。

四、腧穴

经络学说是中医理论的重要组成部分，而腧穴（穴位）是研究经络现象的实践理论之一。穴位是脏腑、经络之气输注于体表的特定部位，既是脏腑疾病在体表的反应点，又是针刺时疏通气血、调整脏腑功能的刺激点。腧穴是多种疗法的刺激部位，穴位注射、针灸、推拿、气功等疗法均通过作用于特定腧穴，出现特定效应后，方能产生疗效。正如孙思邈在《千金翼方》中所说："凡孔穴者，是经络所行往来处，引气远入抽病也。"穴位注射疗效的发挥，也是通过刺激腧穴而产生的综合治疗作用。因此，熟悉腧穴理论对于合理运用穴位注射疗法具有重要的指导意义。

第二节　穴位注射疗法的作用机制

一、穴位注射疗法的特点

穴位注射疗法通过注射针具对经穴的机械性刺激发挥针刺样治疗作用，更主要的是注射在经穴中的药物发挥着作用，包括：①经穴位注射局部给药，发挥药物本身所特有的治疗作用；②注射药物通过对经穴局部的刺激，通过类针感样作用（药物注入穴位后，因占有一定空间，对周围组织产生压力，从而刺激局部感受器而产生酸、麻、胀等针感作用），达到和加强针刺治疗作用；③穴位注射药物的循经作用，所注药物循经直达患处，加快了药物吸收过程，减少了药物作用过程中不必要的消耗，最大限度地发挥药物效应；④穴位注射疗法所选腧穴的针刺样作用和药物作用之间存在着某种交互作用。穴位注射疗法效应，可以说是针刺样作用、药物作用、药物的循经作用、腧穴和药物间的交互作用等共同作用的结果。由此可见，穴位注射疗法的疗效往往优于单纯针刺或药物的疗效以及两者疗效的简单相加。所以说穴位注射疗法系统是由患病机体功能状态（表现为证或病）、腧穴、注射针具的类针刺样作用、穴注药物本身的药理作用、药物的循经作用、药物与腧穴的交互作用等系统要素组成，以恢复患病机体的动态生理平衡效应为主要目标。

二、穴位注射的药效特点

1. 穴位注射药效的药物特异性　穴位注射呈现快速、强大的药理作用，与静脉注射同等剂量的药物相当，甚或超过，但其药理作用的性质与传统给药途径一样，并不出现新的药理作用；不同穴位会明显影响药物疗效，却不会改变药物的药理作用，并不因穴位不同而产生不同的药理作用。周爱玲比较了小鼠足三里穴注射维生素 B_6、维生素 B_{12}、安定、生理盐水后产生的药理作用，注射生理盐水不产生明显药理作用，穴位注射维生素 B_6、维生素 B_{12} 并不产生原本没有的镇痛、镇静、抗惊作用。

2. 穴位注射药效的穴位相对特异性　周爱玲研究表明，在相同的穴位给以不同的药物，其作用不同。如足三里注射肝炎灵对肝细胞有明显的保护作用；足三里注射甲基硫酸新斯的明，胃肠蠕动率显著提高。不同的穴位注射相同的药物，可以产生相同的功能。如在足三里、内关注射肝炎灵对 CCl_4（四氯化碳）所致小鼠肝炎的肝细胞均有保护作用；在足三里、内关、委中注射甲基硫酸新斯的明均可促进胃肠蠕动；在三阴交、复溜穴注射呋塞米可促进排钠、排钾、利尿，唯作用强度有所差异。这既反映了穴位主治功能的特异性，也反映了这种特异性的相对性。但不同穴位的相关器官系统常互相重叠，从不同穴位注射相同药物可对它们的共同相关器官系统发生影响，产生协同作用。穴位注射药效的穴位相对特异性佐证了中医的药物归经理论。

三、穴位注射效应的影响因素

1. 血药浓度的影响　周爱玲等研究小鼠不同途径注射等量胰岛素 5 分钟后的降糖效应，内关组与静脉注射组效应相仿，但内关组血清内 ^{125}I-胰岛素的放射活性明显低于静脉注射组。大鼠不同途径注射等量呋塞米后，三阴交组与静脉注射组排钠、排钾、利尿效应相当，但三阴交组血药浓度显著低于静脉注射组。徐济良等发现在大鼠内关注射肾上腺素后血流动力学参数变化与静脉注射相似，但血药浓度明显低于静脉注射组，说明穴位注射的药效和血药浓度无明确关系，其机理不同于药效与血药浓度呈正相关的一般给药机理。

2. 神经系统的影响　邵正一等对 STZ-糖尿病小鼠进行内关穴位注射胰岛素降糖百分率研究，发现预先去臂丛神经的小鼠内关注射组与未去神经组、静脉注射组的降糖百分率相仿，表明穴位注射药效与神经系统完整性无明显关系。但殷伟平等的实验表明药效与穴位局部的神经支配有关，它们以电刺激大鼠尾测痛，对比肌内注射和足三里穴位注射槲皮素的镇痛作用，发现穴位注射组镇痛作用较快、较强、较持久，去除外周交感神经后穴位注射组的镇痛作用全部消失。穴位和神经系统间联系虽然密切，但目前穴位注射药效受神经系统的影响研究结论尚不明确。

3. 局部组织结构的影响　阳仁达等在大鼠内关、内关桡侧、内关尺侧注射等量异丙肾上腺素后发现，处于同一水平段的内关、内关桡侧及内关尺侧对照点，其解剖结构基本相同，血管、淋巴管分布无明显差异，但内关穴的作用明显强于非经非穴的内关桡、尺侧对照点。提示经穴具有非经穴不可比拟的药效作用，且其作用与局部组织结构关系不大，穴位注射后出现快速、强大的初始药效反应并不依赖于药物在穴位局部迅速吸收后作用于靶器官。

4. 相关拮抗物质的影响　在不同途径注射硫酸阿托品对大鼠静注 Ach（乙酰胆碱）降压的对抗作用研究中，穴位注射硫酸阿托品后血浓度仅为静注组的一半，但拮抗 Ach 降压作用的强度却相同，间接提示了穴注硫酸阿托品后通过经穴对 M 受体产生强大的阻断作用或涉及其他未明机制；在育亨宾预处理对小鼠不同途径注射可乐定镇痛作用的拮抗研究中，也表明穴位注射可乐定的药效不能被全身注射拮抗药所拮抗。在注射盐酸氟西泮预防回苏灵致惊作用的实验中，胰岛素对胰高血糖素拮抗作用的实验结果也相似，研究均表明穴位药效不易被全身给予的拮抗剂所拮抗，除穴位药效强大外，可能另有机理参加。

5. 微量元素的影响　Zn^{2+}、V^{5+} 可增强内关注射胰岛素的降糖作用，Cr^{3+} 能增强足三里注射胰岛素的降糖作用，而 V^{5+} 却无此作用。表明不同离子对药物穴位注射初始效应有一定影响，且穴位不同对不同金属离子的反应也不同，呈现了相对特异性，且对不同价金属离子预处理的反应性不同。

6. 注射药物浓度与剂量的影响　基于针刺效应的基础是各种因素对穴位刺激的这一观点，林咸明等认为高渗（高张力）或低渗（低张力）药液更适合用于穴位注射。阮经文等通过研究不同剂量及不同刺激性的注射液对穴位注射影响，证明了刺激性相同（或相近）的药物，加大用量并不能提高其临床疗效。但谭志明穴位注射复方丹参注射液治疗强直性脊柱炎，却发现其疗效与注射剂量成正比。王坚等的研究也表明穴位注射的疗效与药物剂量存在一定相关性。

四、穴位注射机理

静脉注射无吸收过程，药效快速而强大，穴位注射药物后理应在血液中达到阈值浓度后才显效，当血药浓度与静脉注射相差较大时，却可在短时间内达到和静脉注射同样甚至更强的效果，说明其存在不同于一般的给药机理和途径。但穴位注射机理研究仅发现其既与针灸的机理有别，又与血药浓度、神经支配没有直接关系，所以目前的研究是从不同的角度进行了一些有益的探索。

1. 生化机制 细胞内的一些金属离子（Mg^{2+}、Ca^{2+}、Fe^{3+}、Zn^{2+}等）是细胞代谢活动变化的基本条件因素，而细胞外的胶原蛋白是细胞基质的主要组成成分。凌祥等的实验显示，给家兔内关穴注射胰岛素后，穴位细胞中的Ca^{2+}、Fe^{3+}含量与相应心包经大陵、曲泽穴及经络细胞中的Zn^{2+}、Fe^{3+}呈一致性下降，而足三里穴注射胰岛素后其本身及相邻穴位的金属离子含量无明显改变，但内关穴的Ca^{2+}、Fe^{3+}及大陵穴的Zn^{2+}含量明显下降。此穴位特异性可能与不同穴位所在部位组织的细胞金属离子构成不同或类半导体属性不同有关。邵正一研究穴位注射药效与胶原蛋白之间的相关性，在小鼠实验中证明，胶原酶 IV 心包经预处理几乎能完全阻断内关穴注射胰岛素初始降糖作用，也能减少葡萄糖转运蛋白4（GLUT4）自细胞内储存部位向胞浆膜上转运，而心包经旁预处理组及生理盐水预处理组则无此作用，由此推断穴位注射药物的信息传递与 IV 型胶原酶之间存在密切关系。

2. 神经机制 曹东元等研究表明，刺激不同穴位可引起相关脏腑的神经源性炎症反应，其机制可能与神经支配的特征性分布及中枢某些神经环路引发不同部位的血管效应有关。史明仪等研究在大鼠内关穴注射硝酸甘油（NTG）以缓解心肌缺血，其可能效应因素有：内关-脊神经节-心脏（DRG）间存在不依赖于中枢的神经反射通路，分析认为 DRG 部分神经元外周有两条长分支，分别分布于躯干和内脏，称为双支配结构；内关处神经末梢吸收 NTG 后，可通过双支配神经细胞浆运输或细胞内扩散抵达心脏发挥作用。

3. 经络低流阻通道机制 在经络动力学假说基础上，张维波等研究证明经脉组织是一条渗透性较好、阻力较低的低流阻通道。进一步研究大鼠任脉组织液压波的传播，发现经脉组织能够很好地传递液体压力波，证明经脉是一种以液相为主的连续多孔介质通道，而穴位注射的药物将通过这一液体通道特异性地快速作用于靶组织。药物被约束在经脉中而不向外扩散，从而保证药物的浓度，再加上组织液沿经脉的运输作用，药物可较快到达病患部位。

4. 第二信使参与机制 邵正一等检测小鼠内关、足三里穴位注射胰岛素后血清 cAMP、cGMP 水平变化。发现内关穴位注射药物后 cAMP、cGMP 水平明显下降；足三里穴位注射药物后，cAMP 水平明显上升而 cGMP 水平明显下降。表明第二信使 AC-cAMP、GC-cGMP 系统部分参与了穴位注射胰岛素的信息传递，二者的差异也进一步提示内关穴与足三里穴的本质不同。

5. 非特定信息传递假说 陈军德等在穴位注射血药浓度明显低于静脉注射时即可获得与静脉注射相当的药效速度和强度的研究基础上，分析认为，初始药物效应不是通过药物向效应器官特定转运，或主要不是通过药物转运的方式实现的，穴位注入药物的作用信息可能是通过经络结构体系细胞的连接通讯，以非特定信息的方式传递到特定的效应器官，然后经细胞内的信使级联作用转换成为特定的生理反应-初始效应，并将该作用称为非特定信息传递-特定生理效应的细胞内转换机制，以此作为药物穴位注射初始效应形成的内在依据。

第三章　骨科疾病穴位注射疗法常用穴位

穴位注射疗法基于中医经络理论，在穴位处注入药物，起到激发经气、疏通经络的作用。人体的腧穴既是疾病的反应点，又是针灸等治法的施术部位。经穴分别归属于各经脉，经脉又隶属于一定的脏腑，故腧穴与经络、脏腑、气血密切相关。腧穴分为十四经穴、经外奇穴和阿是穴三种。十四经穴是分布在十二经脉和任脉、督脉上的腧穴；经外奇穴是有具体的位置和名称的经验效穴；阿是穴是以局部的压痛点或其他阳性反应点作为刺灸的部位。以下对骨科疾病穴位注射疗法的常用腧穴及其定位、主治予以介绍（表1）。

表1　穴位注射疗法常用腧穴定位、主治

穴位	定位	主治	所属经络
尺泽	在肘区，肘横纹上，肱二头肌腱桡侧缘凹陷中	①咳嗽、气喘、咯血、咽喉肿痛等肺系实热病证；②肘臂挛痛；③急性吐泻、中暑、小儿惊风等急症	手太阴肺经
列缺	在前臂，腕掌侧远端横纹上1.5寸，拇短伸肌腱和拇长展肌腱之间	①咳嗽、气喘、咽喉肿痛等肺系病证；②偏正头痛、齿痛、项强痛、口眼㖞斜等头面部病证；③手腕痛	手太阴肺经
太渊	在腕前区，桡骨茎突与舟状骨之间，拇长展肌腱尺侧凹陷中	①咳嗽、气喘等肺系病证；②无脉症；③腕臂痛	手太阴肺经
天府	在臂前区，腋前纹头下3寸，肱二头肌桡侧缘处	①咳嗽、气喘、鼻衄等肺系病证；②瘿气；③上臂痛	手太阴肺经

续表

穴位	定位	主治	所属经络
合谷	在手背,第2掌骨桡侧的中点处	①头痛、目赤肿痛、齿痛、鼻衄等头面五官病证;②发热恶寒等外感病证;③热病无汗或多汗;④痛经、经闭等妇产科病证;⑤各种痛证,针麻常用穴	手阳明大肠经
阳溪	在腕区,腕背侧远端横纹桡侧,桡骨茎突远端	①头痛、目赤肿痛、耳聋等头面五官病证;②手腕痛	手阳明大肠经
手三里	在前臂,肘横纹下2寸,阳溪与曲池连线上	①手臂无力,上肢不遂;②腹痛,腹泻;③齿痛,颊肿	手阳明大肠经
曲池	在肘区,在尺泽与肱骨外上髁连线中点凹陷处	①手臂痹痛,上肢不遂;②热病;③眩晕;④腹痛、吐泻等肠胃病证;⑤咽喉肿痛、齿痛等五官热性病证;⑥瘾疹、湿疹、瘰病等皮肤外科病证;⑦癫狂	手阳明大肠经
肘髎	在肘区,肱骨外上髁上缘,髁上嵴的前缘	肘臂部疼痛、麻木、挛急等	手阳明大肠经
臂臑	在臂部,曲池上7寸,三角肌前缘处	①肩臂疼痛不遂、颈项拘挛等痹证;②瘰病;③目疾	手阳明大肠经
肩髃	在三角肌区,肩峰外侧缘前端与肱骨大结节两骨间凹陷中	①肩臂挛痛,上肢不遂;②瘾疹	手阳明大肠经
天鼎	在颈部,横平环状软骨,胸锁乳突肌后缘	①暴喑气哽、咽喉肿痛、吞咽困难等咽喉病证;②瘰病,瘿气	手阳明大肠经
巨骨	在肩胛区,锁骨肩峰端与肩胛冈之间凹陷中	①肩臂挛痛,臂不举;②瘰病,瘿气	手阳明大肠经
头维	在头部,额角发际直上0.5寸,头正中线旁开4.5寸	头晕、目眩、目痛等头目病证	足阳明胃经
伏兔	在股前区,髌底上6寸,髂前上棘与髌底外侧端的连线上	①下肢痿痹、腰痛、膝冷等腰及下肢病证;②疝气;③脚气	足阳明胃经

续表

穴位	定位	主治	所属经络
梁丘	在股前区，髌底上2寸，股外侧肌与股直肌肌腱之间	①急性胃痛；②膝肿痛、下肢不遂等下肢病证；③乳痈、乳痛等乳疾	足阳明胃经
犊鼻	在膝前区，髌韧带外侧凹陷中	膝痛、屈伸不利、下肢麻痹等下肢、膝关节病证	足阳明胃经
足三里	在小腿外侧，犊鼻下3寸，胫骨前嵴外1横指处，犊鼻与解溪连线上	①胃痛、呕吐、噎膈、腹胀、腹泻、痢疾、便秘等胃肠病证；②下肢痿痹；③癫狂等神志病；④乳痈、肠痈等外科疾患；⑤虚劳诸证，为强壮保健要穴	足阳明胃经
上巨虚	在小腿外侧，犊鼻下6寸，犊鼻与解溪连线上	①肠鸣、腹痛、腹泻、便秘、肠痈、痢疾等胃肠病证；②下肢痿痹	足阳明胃经
下巨虚	在小腿外侧，犊鼻下9寸，犊鼻与解溪连线上	①腹泻、痢疾、小腹痛等胃肠病证；②下肢痿痹；③乳痈	足阳明胃经
丰隆	在小腿外侧，外踝尖上8寸，胫骨前肌外缘	①头痛、眩晕；②癫狂；③咳嗽、痰多等痰饮病证；④下肢痿痹；⑤腹胀，便秘	足阳明胃经
解溪	在踝区，踝关节前面中央凹陷中，踇长伸肌腱与趾长伸肌腱之间	①下肢痿痹、踝关节病、足下垂等下肢、踝关节疾患；②头痛，眩晕；③癫狂；④腹胀，便秘	足阳明胃经
髀关	在股前区，股直肌近端、缝匠肌与阔筋膜张肌3条肌肉之间凹陷中	下肢痿痹、腰痛、膝冷等腰及下肢病证	足阳明胃经
公孙	在跖区，第1跖骨底的前下缘赤白肉际处	①胃痛、呕吐、腹痛等脾胃肠腑病证；②心烦、失眠等神志病证；③逆气里急、气上冲心等冲脉病证	足太阴脾经
商丘	在踝区，内踝前下方，舟骨粗隆与内踝尖连线中点凹陷中	①腹胀、腹泻、便秘等脾胃病证；②黄疸；③足踝痛	足太阴脾经

穴位	定位	主治	所属经络
三阴交	在小腿内侧，内踝尖上3寸，胫骨内侧缘后际	①肠鸣、腹胀等脾胃虚弱诸证；②月经不调、带下、阴挺等妇产科病证；③遗精、阳痿等生殖泌尿系统疾患；④心悸，失眠；⑤下肢痿痹；⑥阴虚诸证	足太阴脾经
阴陵泉	在小腿内侧，胫骨内侧髁下缘与胫骨内侧缘之间的凹陷中	①腹胀，腹泻，水肿，黄疸；②小便不利，遗尿，尿失禁；③阴部痛，痛经，遗精；④膝痛	足太阴脾经
血海	在股前区，髌底内侧端上2寸，股内侧缘隆起处	①月经不调、痛经、经闭等妇科病；②瘾疹、湿疹、丹毒等血热性皮肤病；③膝股内侧痛	足太阴脾经
少海	在肘前区，横平肘横纹，肱骨内上髁前缘	①心痛、癔症等心系病、神志病；②肘臂挛痛，臂麻手颤；③头项痛，腋胁部痛；④瘰疬	手少阴心经
通里	在前臂前区，腕掌侧远端横纹上1寸，尺侧腕屈肌腱桡侧缘	①心悸、怔忡等心系病证；②舌强不语，暴喑；③腕臂痛	手少阴心经
后溪	在手内侧，第5掌指关节尺侧近端赤白肉际凹陷中	①头项强痛、腰背痛、手指及肘臂挛痛等痛证；②耳聋，目赤；③癫狂痫；④疟疾	手太阳小肠经
腕骨	在腕区，第5掌底与三角骨之间的赤白肉际凹陷中	①指挛腕痛，头项强痛；②目翳；③黄疸；④热病，疟疾	手太阳小肠经
阳谷	在腕后区，尺骨茎突与三角骨之间的凹陷中	①颈颌肿痛、臂外侧痛、腕痛等痛证；②头痛、目眩、耳鸣等头面五官病证；③热病；④癫狂痫	手太阳小肠经
养老	在前臂后区，腕背横纹上1寸，尺骨头桡侧凹陷中	①目视不明；②肩、背、肘、臂酸痛	手太阳小肠经
支正	在前臂后区，腕背侧远端横纹上5寸，尺骨尺侧与尺侧腕屈肌之间	①头痛，项强，肘臂酸痛；②热病；③癫狂；④疣症	手太阳小肠经

穴位	定位	主治	所属经络
小海	在肘后区，尺骨鹰嘴与肱骨内上髁之间凹陷中	①肘臂疼痛，麻木；②癫痫	手太阳小肠经
肩贞	在肩胛区，肩关节后下方，腋后纹头直上1寸	①肩臂疼痛，上肢不遂；②瘰疬	手太阳小肠经
臑俞	在肩胛区，腋后纹头直上，肩胛冈下缘凹陷中	①肩臂疼痛，肩不举；②瘰疬	手太阳小肠经
天宗	在肩胛区，肩胛冈中点与肩胛骨下角连线上1/3与下2/3交点	①肩胛疼痛、肩背部损伤等局部病证；②气喘	手太阳小肠经
秉风	在肩胛区，肩胛冈中点上方冈上窝中	肩胛疼痛、上肢酸麻等肩胛、上肢病证	手太阳小肠经
肩外俞	在脊柱区，第1胸椎棘突下，后正中线旁开3寸	肩背疼痛、颈项强急等肩背、颈项痹证	手太阳小肠经
肩中俞	在脊柱区，第7颈椎棘突下，后正中线旁开2寸	①咳嗽，气喘；②肩背疼痛	手太阳小肠经
天窗	在颈部，横平喉结，胸锁乳突肌后缘	①耳鸣、耳聋、咽喉肿痛、暴喑等五官病证；②颈项强痛	手太阳小肠经
天柱	在颈后区，横平第2颈椎棘突上际，斜方肌外缘凹陷中	①后头痛、项强、肩背腰痛；②鼻塞；③目痛；④癫狂痫；⑤热病	足太阳膀胱经
大杼	在脊柱区，第1胸椎棘突下，后正中线旁开1.5寸	①咳嗽，发热；②项强，肩背痛	足太阳膀胱经
风门	在脊柱区，第2胸椎棘突下，后正中线旁开1.5寸	①感冒、咳嗽、发热、头痛等外感病证；②项强，胸背痛	足太阳膀胱经
肺俞	在脊柱区，第3胸椎棘突下，后正中线旁开1.5寸	①咳嗽、气喘、咯血等肺系病证；②骨蒸潮热、盗汗等阴虚病证；③瘙痒、瘾疹等皮肤病	足太阳膀胱经

续表

穴位	定位	主治	所属经络
膈俞	在脊柱区，第 7 胸椎棘突下，后正中线旁开 1.5 寸	①血瘀诸证；②呕吐、呃逆、气喘、吐血等上逆之证；③瘾疹，皮肤瘙痒；④贫血；⑤潮热，盗汗	足太阳膀胱经
肝俞	在脊柱区，第 9 胸椎棘突下，后正中线旁开 1.5 寸	①胁痛、黄疸等肝胆病证；②目赤、目视不明、目眩、夜盲等目疾；③癫狂痫；④脊背痛	足太阳膀胱经
脾俞	在脊柱区，第 11 胸椎棘突下，后正中线旁开 1.5 寸	①腹胀、纳呆、呕吐、腹泻、痢疾、便血等脾胃肠腑病证；②多食善饥，身体消瘦；③背痛	足太阳膀胱经
三焦俞	在脊柱区，第 1 腰椎棘突下，后正中线旁开 1.5 寸	①肠鸣、腹胀、呕吐等脾胃肠腑病证；②小便不利、水肿等三焦气化不利病证；③腰背强痛	足太阳膀胱经
肾俞	在脊柱区，第 2 腰椎棘突下，后正中线旁开 1.5 寸	①头晕、耳鸣、耳聋、腰酸痛等肾虚病证；②遗尿、遗精、阳痿等泌尿生殖系统疾患；③月经不调、带下、不孕等妇科病证；④消渴	足太阳膀胱经
大肠俞	在脊柱区，第 4 腰椎棘突下，后正中线旁开 1.5 寸	①腰腿痛；②腹胀、腹泻、便秘等胃肠病证	足太阳膀胱经
白环俞	在骶区，横平第 4 骶后孔，骶正中嵴旁开 1.5 寸	①遗尿、遗精；②月经不调，带下；③疝气；④腰骶痛	足太阳膀胱经
次髎	在骶区，正对第 2 骶后孔中	①月经不调、痛经、带下等妇科病证；②小便不利、遗精、阳痿等；③疝气；④腰骶痛，下肢痿痹	足太阳膀胱经
承扶	在股后区，臀沟的中点	①腰、骶、臀、股部疼痛；②痔疾	足太阳膀胱经
殷门	在股后区，臀沟下 6 寸，股二头肌与半腱肌之间	腰痛，下肢痿痹	足太阳膀胱经
委阳	在膝部，腘横纹上，股二头肌腱的内侧缘	①腹满，小便不利；②腰脊强痛，腿足挛痛	足太阳膀胱经

穴位	定位	主治	所属经络
委中	在膝后区，腘横纹中点	①腰背痛、下肢痿痹等腰及下肢病证；②腹痛等急症；③瘾疹，丹毒；④小便不利，遗尿	足太阳膀胱经
志室	在腰区，第2腰椎棘突下，后正中线旁开3寸	①遗精、阳痿等肾虚病证；②小便不利，水肿；③腰脊强痛	足太阳膀胱经
气海俞	第3腰椎棘突下，旁开1.5寸	①腰痛；②月经不调，痛经；③痔漏下血；④下肢瘫痪等	足太阳膀胱经
秩边	在骶区，横平第4骶后孔，骶正中嵴旁开3寸	①腰骶痛、下肢痿痹等腰及下肢病证；②小便不利，癃闭；③便秘，痔疾；④阴痛	足太阳膀胱经
承筋	在小腿后区，腘横纹下5寸，腓肠肌两肌腹之间	①腰腿拘急、疼痛；②痔疾	足太阳膀胱经
承山	在小腿后区，腓肠肌两肌腹与肌腱交角处	①腰腿拘急、疼痛；②痔疾，便秘；③腹痛，疝气	足太阳膀胱经
飞扬	在小腿后区，昆仑直上7寸，腓肠肌外下缘与跟腱移行处	①腰腿疼痛；②头痛，目眩；③鼻塞，鼻衄；④痔疾	足太阳膀胱经
昆仑	在踝区，外踝尖与跟腱之间的凹陷中	①后头痛，项强，目眩；②腰骶疼痛，足踝肿痛；③癫痫；④滞产	足太阳膀胱经
仆参	在跟区，昆仑直下，跟骨外侧，赤白肉际处	①下肢痿痹，足跟痛；②癫痫	足太阳膀胱经
申脉	在踝区，外踝尖直下，外踝下缘与跟骨之间凹陷中	①头痛，眩晕；②失眠、癫狂痫等神志病证；③腰腿酸痛	足太阳膀胱经
太溪	在足踝区，内踝尖与跟腱之间凹陷中	①头痛、目眩等肾虚证；②咽喉肿痛、齿痛等阴虚性咽喉、五官病证；③咳嗽等肺系疾患；④消渴，小便频数；⑤月经不调；⑥腰脊痛，下肢厥冷，内踝肿痛	足少阴肾经
水泉	在跟区，太溪直下1寸，跟骨结节内侧凹陷中	①月经不调、痛经、阴挺等妇科病证；②小便不利，淋证，血尿	足少阴肾经

穴位	定位	主治	所属经络
照海	在踝区，内踝尖下 1 寸，内踝下缘边际凹陷中	①失眠、癫痫等神志病证；②咽喉干痛、目赤肿痛等五官热性病证；③月经不调、痛经等妇科病证；④小便频数，癃闭	足少阴肾经
曲泽	在肘前区，肘横纹上，肱二头肌腱的尺侧缘凹陷中	①心痛、心悸等心系病证；②胃痛、呕血、呕吐等胃热病证；③暑热病；④肘臂挛痛，上肢颤动	手厥阴心包经
间使	在前臂前区，腕掌侧远端横纹上 3 寸，掌长肌腱与桡侧腕屈肌腱之间	①心痛、心悸等心系病证；②胃痛、呕吐等胃热病证；③热病，疟疾；④癫狂痫；⑤腋肿、肘、臂、腕挛痛	手厥阴心包经
内关	在前臂前区，腕掌侧远端横纹上 2 寸，掌长肌腱与桡侧腕屈肌腱之间	①心痛、胸闷等心系病证；②胃痛、呕吐等胃腑病证；③中风，偏瘫、眩晕、偏头痛；④失眠、郁证、癫狂痫等神志病证；⑤肘、臂、腕挛痛	手厥阴心包经
大陵	在腕前区，腕掌侧远端横纹中，掌长肌腱与桡侧腕屈肌腱之间	①心痛，心悸，胸胁满痛；②胃痛、呕吐等胃腑病证；③喜笑悲恐、癫狂痫等神志疾患；④臂、手挛痛	手厥阴心包经
中渚	在手背，第 4、5 掌骨间，第 4 掌指关节近端凹陷中	①头痛、目赤、耳聋等头面五官病证；②热病，疟疾；③肩背肘臂酸痛，手指不能屈伸	手少阳三焦经
阳池	在腕后区，腕背侧远端横纹上，指伸肌腱的尺侧缘凹陷中	①目赤肿痛、耳聋、喉痹等五官病证；②消渴，口干；③腕痛，肩臂痛	手少阳三焦经
外关	在前臂后区，腕背侧远端横纹上 2 寸，尺桡骨间隙中点	①热病；②头痛、目赤肿痛、耳聋、耳鸣等头面五官病证；③瘰疬；④胁肋痛；⑤上肢痿痹不遂	手少阳三焦经
天井	在肘后区，肘尖上 1 寸凹陷中	①耳聋；②癫痫；③瘰疬，瘿气；④偏头痛，胁肋痛，颈项肩臂痛；⑤肘劳	手少阳三焦经

穴位	定位	主治	所属经络
肩髎	在三角肌区，肩峰角与肱骨大结节两骨间凹陷中	臂痛，肩重不能举	手少阳三焦经
支沟	在前臂后区，腕背侧远端横纹上3寸，尺桡骨间隙中点	①耳聋，耳鸣，暴喑；②胁肋痛；③瘰疬；④便秘；⑤热病	手少阳三焦经
风池	在颈后区，枕骨之下，胸锁乳突肌上端与斜方肌上端之间的凹陷中	①中风、癫痫、头痛、眩晕、耳鸣、耳聋等内风所致的病证；②感冒、鼻塞、衄衄、目赤肿痛、口眼㖞斜等外风所致的病证；③颈项强痛	足少阳胆经
肩井	在肩胛区，第7颈椎棘突与肩峰最外侧点连线的中点	①颈项强痛，肩背疼痛，上肢不遂；②滞产、乳痈、乳汁不下等妇产科及乳房疾患；③瘰疬	足少阳胆经
居髎	在臀部，髂前上棘与股骨大转子最凸点连线的中点处	①腰腿痹痛、瘫痪；②疝气，少腹痛	足少阳胆经
环跳	在臀区，股骨大转子最凸点与骶管裂孔连线的外1/3与内2/3交点处	腰胯疼痛、下肢痿痹、半身不遂等腰腿疾患	足少阳胆经
风市	在股部，腘底上7寸：直立垂手，中指尖所指凹陷中	①下肢痿痹、麻木及半身不遂等下肢疾患；②遍身瘙痒，脚气	足少阳胆经
膝阳关	在膝部，股骨外上髁后上缘，股二头肌腱与髂胫束之间	①膝腘肿痛、挛急及小腿麻木等下肢、膝关节疾患；②脚气	足少阳胆经
阳陵泉	在小腿外侧，腓骨头前下凹陷中	①黄疸、胁痛、口苦等肝胆犯胃病证；②膝痛、下肢痿痹等下肢、膝关节疾患；③小儿惊风；④肩痛	足少阳胆经
光明	在小腿外侧，外踝尖上5寸，腓骨前缘	①目痛、夜盲、近视、目花等目疾；②胸乳胀痛，乳少；③下肢痿痹	足少阳胆经

续表

穴位	定位	主治	所属经络
阳辅	在小腿外侧，外踝尖上4寸，腓骨前缘	①偏头痛、目外眦痛、咽喉肿痛、腋下肿痛、胸胁肿痛等头面躯体病证；②瘰疬；③下肢痿痹	足少阳胆经
悬钟	在小腿外侧，外踝尖上3寸，腓骨前缘	①痴呆、中风等髓海不足疾患；②颈项强痛，胸胁满痛，下肢痿痹	足少阳胆经
丘墟	在踝区，外踝的前下方，趾长伸肌腱的外侧凹陷中	①目赤肿痛、目翳等目疾；②颈项痛、腋下肿、胸胁痛、外踝肿痛等痛证；③足内翻，足下垂	足少阳胆经
足临泣	在足背，第4、5跖骨底结合部的前方，第5趾长伸肌腱外侧	①偏头痛、目赤肿痛、胁肋疼痛、足跗疼痛等痛证；②月经不调，乳少，乳痈；③疟疾；④瘰疬	足少阳胆经
太冲	在足背，第1、2跖骨间，跖骨底结合部前方凹陷中，或触及动脉搏动	①中风、癫狂痫、小儿惊风等肝经风热病证；②月经不调、滞产等妇产科病证；③黄疸、胁痛等肝胃病证；④癃闭，遗尿；⑤下肢痿痹，足跗肿痛	足厥阴肝经
曲泉	在膝部，腘横纹内侧端，半腱肌肌腱内缘凹陷中	①月经不调、痛经、带下、阴挺等妇科病；②遗精，阳痿，疝气；③小便不利；④膝髌肿痛，下肢痿痹	足厥阴肝经
腰阳关	在脊柱区，第4腰椎棘突下凹陷中，后正中线上	①腰骶疼痛，下肢痿痹；②月经不调、赤白带下等妇科病证；③遗精、阳痿等男科病证	督脉
命门	在脊柱区，第2腰椎棘突下凹陷中，后正中线上	①腰脊强痛、下肢痿痹；②月经不调等妇科病证；③遗精等男子肾阳不足病证；④小腹冷痛，腹泻	督脉
筋缩	在脊柱区，第9胸椎棘突下凹陷中，后正中线上	①癫狂痫；②抽搐、脊强、四肢不收、筋挛拘急等筋病；③胃痛；④黄疸	督脉

穴位	定位	主治	所属经络
身柱	在脊柱区，第3胸椎棘突下凹陷中，后正中线上	①身热、头痛、咳嗽、气喘等外感病证；②惊厥、癫狂痫等神志病；③腰脊强痛；④疔疮发背	督脉
大椎	在脊柱区，第7颈椎棘突下凹陷中，后正中线上	①热病、疟疾、恶寒发热等外感病证；②骨蒸潮热；③癫狂痫证等神志病；④项强，脊痛；⑤风疹，痤疮	督脉
百会	在头部，前发际正中直上5寸	①痴呆、中风、失语等神志病；②头痛，眩晕，耳鸣；③脱肛、肾下垂等气失固摄的下陷性病证	督脉
印堂	在头部，两眉毛内侧端中间的凹陷中	①痴呆、痫证、失眠等神志病证；②头痛，眩晕；③鼻衄，鼻渊；④小儿惊风，产后血晕，子痫	督脉
关元	在下腹部，脐中下3寸，前正中线上	①中风脱证、虚劳冷惫等元气虚损病证；②少腹疼痛，疝气；③腹泻、痢疾等肠腑病证；④尿血等前阴病；⑤阳痿等男科病；⑥月经不调、痛经等妇科病	任脉
气海	在下腹部，脐中下1.5寸，前正中线上	①形体羸瘦等气虚病证；②水谷不化、绕脐疼痛等肠腑病证；③小便不利、遗尿等前阴病；④遗精，阳痿；⑤疝气，少腹痛；⑥月经不调、痛经等妇科病	任脉
太阳	在头部，当眉梢与目外眦之间，向后约一横指的凹陷中	①头痛；②目疾；③面瘫	经外奇穴
颈百劳	在颈部，第7颈椎棘突直上2寸，后正中线旁开1寸	①颈项强痛；②咳嗽，气喘，骨蒸潮热，盗汗，自汗；③瘰疬	经外奇穴
夹脊	在脊柱区，第1胸椎至第5腰椎棘突下两侧，后正中线旁开0.5寸，一侧17穴	适用范围较广，其中上胸部的穴位治疗心肺、上肢疾病；下胸部的穴位治疗脾胃肝胆疾病；腰部的穴位治疗肾病、腰腹及下肢疾病	经外奇穴

穴位	定位	主治	所属经络
腰眼	在腰区，横平第 4 腰椎棘突下，后正中线旁开约 3.5 寸凹陷中	①腰痛；②月经不调，带下；③虚劳	经外奇穴
肩前	在肩前区，正坐垂肩，腋前皱襞顶端与肩髃连线的中点	肩臂痛，臂不能举	经外奇穴
腰痛点	在手背，第 2、3 掌骨及第 4、5 掌骨之间，腕背侧横纹远端及掌指关节中点处，一手 2 穴	急性腰扭伤	经外奇穴
八邪	在手背，第 1~5 指间，指蹼缘后方赤白肉际处，左右共 8 穴	①手背肿痛，手指麻木；②烦热；③目痛；④毒蛇咬伤	经外奇穴
鹤顶	在膝前区，髌底中点上方凹陷	膝痛，足胫无力，下肢瘫痪	经外奇穴
内膝眼	在膝部，髌韧带内侧凹陷处的中央	①膝痛，腿痛；②脚气	经外奇穴
八风	在足背，第 1~5 趾间，趾蹼缘后方赤白肉际处，左右共 8 穴	①足跗肿痛，趾痛；②毒蛇咬伤；③脚气	经外奇穴

第四章　骨科疾病穴位注射疗法常用药物

穴位注射的药效呈现快速、强大的药理作用，与静脉注射同等剂量的药物相当，甚或超过，但其药理作用的性质与传统给药途径一样，并不出现新的药理作用。穴位注射使用的药物丰富多样，主要包括四类：局麻药、激素药、营养神经类药物及中药注射剂等。下面就本书所涉及用于穴位注射的药物予以介绍（表2）。

表2　穴位注射疗法常用药物

注射剂	主要成分及作用	适应证	用法用量
利多卡因注射液	成分：盐酸利多卡因 作用：抑制神经系统的传输，缓解局部疼痛	浸润麻醉、硬膜外麻醉、表面麻醉及神经传导阻滞	表面麻醉：2%~4%溶液，一次不超过100mg
复方当归注射液	成分：当归、川芎、红花 作用：活血通经，祛瘀止痛	痛经，经闭，跌仆损伤，风湿痹痛等	穴位注射：0.3~1mL/穴，2~6穴/次，1次/1~2日
维生素B$_{12}$注射液	成分：维生素B$_{12}$ 作用：营养神经	巨幼细胞性贫血，也可用于神经炎的辅助治疗	肌注：成人0.025~0.1mg/日或隔日0.05~0.2mg
普鲁卡因注射液	成分：盐酸普鲁卡因 作用：抑制神经系统的传输，缓解局部疼痛	局部麻醉药。用于浸润麻醉、阻滞麻醉、腰椎麻醉、硬膜外麻醉及封闭疗法等	浸润麻醉：0.25%~0.5%水溶液，每小时不得过1.5g
泼尼松龙注射液	成分：醋酸泼尼松龙 作用：减轻和防止组织对炎症的反应	过敏性与自身免疫性炎症疾病。现多用于活动性风湿性、类风湿关节炎、红斑狼疮等	肌注或关节腔注射：10~40mg/日，必要时可加量

注射剂	主要成分及作用	适应证	用法用量
健骨注射液	成分：战骨（茎） 作用：活血散瘀，强筋健骨，祛风止痛	脊椎骨质增生症，对风湿性关节痛亦有疗效	肌内注射：2mL/次，1~2次/日
维生素 B_1 注射液	成分：维生素 B_1 作用：参与糖代谢中丙酮酸和 α-酮戊二酸的氧化脱羧反应	维生素 B_1 缺乏所致的脚气病或 Wernicke 脑病的治疗。亦可用于维生素 B_1 缺乏引起的周围神经炎、消化不良等的辅助治疗	肌内注射：50~100mg/次，3次/日
丹参注射液	成分：丹参 作用：活血化瘀，通脉养心	冠心病胸闷，心绞痛	肌内注射：2~4mL/次，1~2次/日
地塞米松注射液	成分：地塞米松磷酸钠 作用：抗炎、抗过敏、抗风湿和免疫抑制作用	过敏性与自身免疫性炎症性疾病。多用于结缔组织病、活动性风湿病、类风湿关节炎等	一般剂量静脉注射每次2~20mg
灯盏细辛注射液	成分：野黄芩苷和总咖啡酸酯 作用：活血祛瘀，通络止痛	瘀血阻滞导致的中风偏瘫，肢体麻木，口眼㖞斜，言语謇涩及胸痹心痛；缺血性中风、冠心病绞痛见上述证候者	穴位注射：0.5~1mL/穴，多穴总量6~10mL
甲钴胺注射液	成分：甲钴胺 作用：营养神经	周围神经病。因缺乏维生素 B_{12} 引起的巨幼红细胞性贫血的治疗	肌内注射：0.5mg/次，1次/日，3次/周，可按年龄，症状酌情增减
野木瓜注射液	成分：野木瓜 作用：祛风止痛、舒筋活络	风邪阻络型三叉神经痛、坐骨神经痛	肌内注射：2~4mL/穴，2次/日
香丹注射液	成分：丹参、降香 作用：扩张血管，增加冠状动脉血流量	用于心绞痛，亦可用于心肌梗死等	肌内注射：2mL/次，1~2次/日

注射剂	主要成分及作用	适应证	用法用量
葡萄糖注射液	成分：葡萄糖 作用：补充能量和体液	适用于补充高热、昏迷或衰弱、不能进食等患者所需的热量和体液、饥饿性酮症，各种原因引起的自发性或药物性低血糖症，各种原因引起的高钾血症；高渗溶液用作组织脱水剂	口服或静脉滴注
血塞通注射液	成分：三七总皂苷 作用：活血祛瘀，通脉活络	中风偏瘫，瘀血阻络证；动脉粥状硬化性血栓性脑梗死、脑栓塞、视网膜中央静脉阻塞见瘀血阻络证者	肌内注射：100mg/次，1~2次/日
人胎盘脂多糖注射液	成分：人胎盘脂多糖和核糖 作用：增强机体对多种细菌和病毒的非特异免疫力	防治感冒、慢性气管炎及支气管哮喘等疾病	肌内注射：2mL/次，1次/1~2日
复方麝香注射液	成分：人工麝香、郁金、广藿香、石菖蒲、冰片、薄荷脑 作用：豁痰开窍，醒脑安神	痰热内闭所致的中风昏迷	肌内注射：2~4mL/次，1~2次/日
丹参川芎嗪注射液	成分：丹参、盐酸川芎嗪 作用：抗血小板聚集，扩张冠状动脉，改善微循环	闭塞性脑血管疾病，如脑供血不全，脑血栓形成，脑栓塞及其他缺血性心血管疾病	静脉滴注：用5%~10%葡萄糖注射液或生理盐水250~500mL稀释，5~10mL/次
消旋山莨菪碱注射液	成分：消旋山莨菪碱 作用：抗M胆碱	主要用于解除平滑肌痉挛，胃肠绞痛、胆道痉挛以及急性微循环障碍及有机磷中毒等	成人每次肌注5~10mg，小儿0.1~0.2mg/kg，1~2次/日

注射剂	主要成分及作用	适应证	用法用量
倍他米松注射液	成分：二丙酸倍他米松、倍他米松磷酸钠 作用：抗炎，抗风湿和抗过敏作用	对糖皮质激素敏感的急性和慢性疾病	所需剂量有所不同，须按疾病性质、严重程度及患者反应而达到剂量个体化
祖师麻注射液	成分：黄瑞香的根皮和茎皮 作用：祛风除湿，活血止痛	用于肢体关节肿胀、冷痛或刺痛，活动屈伸不利，阴雨天加重，舌有瘀斑，脉沉弦者；风湿性关节炎、类风湿关节炎属上述证候者	肌内注射：1~2mL/次，1~2次/日
黄瑞香注射液	成分：黄瑞香 作用：祛风除湿，活血化瘀，散寒止痛	风寒湿邪侵袭而致的风湿性关节炎、类风湿关节炎引起的疼痛及坐骨神经痛等	肌内或穴位注射：2~4mL/次，1~2次/日，10天为一疗程
鹿瓜多肽注射液	成分：梅花鹿的骨骼和甜瓜的种子，提取后制成的灭菌水溶液 作用：促进细胞有丝分裂、分化作用、趋化作用和溶骨活性	风湿、类风湿关节炎、强直性脊柱炎、各种类型骨折、创伤修复及腰腿疼痛等	肌内注射：2~4mL/次，4~8mL/日
亚甲蓝注射液	成分：亚甲蓝 作用：氧化剂，作用于血红蛋白	对化学物亚硝酸盐、硝酸盐、苯胺、硝基苯、三硝基甲苯、苯醌、苯肼等和含有或产生芳香胺的药物引起的高铁血红蛋白血症有效	静脉注射：亚硝酸盐中毒，一次按体重1~2mg/kg，氰化物中毒，一次按体重5~10mg/kg，最大剂量为20mg/kg
复方风湿宁注射液	成分：两面针、七叶莲、宽筋藤、过岗龙、威灵仙、鸡骨香 作用：祛风除湿，活血止痛	用于风湿痛，关节疼痛	肌内注射：2~4mL/次，1~2次/日
黄芪注射液	成分：黄芪 作用：益气养元，扶正祛邪，养心通脉，健脾利湿	心气虚损、血脉瘀阻之病毒性心肌炎、心功能不全及脾虚湿困之肝炎	肌内注射：2~4mL/次，1~2次/日

注射剂	主要成分及作用	适应证	用法用量
川芎嗪注射液	成分：盐酸川芎嗪 作用：抗血小板聚集，改善微循环	用于闭塞性脑血管疾病如脑供血不全、脑血栓形成、脑栓塞等	穴位注射：3~4穴/次，10~20mg/穴，1次/2日
红花注射液	成分：红花 作用：活血化瘀	闭塞性脑血管疾病、冠心病、脉管炎	肌内注射：2.5~5mL/次，1~2次/日
维生素B_6注射液	成分：维生素B_6 作用：参与蛋白质、碳水化合物、脂类的代谢	适用于维生素B_6缺乏的预防和治疗，防治异烟肼中毒；也可用于妊娠、放射病及抗癌药所致的呕吐、脂溢性皮炎等	皮下注射、肌内或静脉注射：50~100mg/次，1次/日
夏天无注射液	成分：夏天无 作用：通络，活血，止痛	用于高血压偏瘫，小儿麻痹后遗症，坐骨神经痛、风湿关节痛、跌打损伤	肌内注射：2~4mL/次，1~2次/日
灯盏花素注射液	成分：灯盏花素 作用：活血化瘀，通脉止痛	用于中风后遗症、冠心病、心绞痛	肌内注射：5mg/次，2次/日
丹红注射液	成分：丹参、红花 作用：活血化瘀，通脉舒络	用于瘀血闭阻所致的胸痹及中风，症见：胸痛、胸闷、心悸、口眼㖞斜、言语謇涩、肢体麻木、活动不利等	肌内注射：2~4mL/次，1~2次/日
参麦注射液	成分：红参、麦冬 作用：益气固脱，养阴生津，生脉	用于治疗气阴两虚型之休克、病毒性心肌炎、慢性肺心病、粒细胞减少症	肌内注射：2~4mL/次，1次/日
维生素C注射液	成分：维生素C 作用：参与氨基酸代谢、神经递质的合成	用于防治坏血病，也可用于各种急慢性传染性疾病及紫癜等辅助治疗	静脉注射：0.5~1g/次，或遵医嘱
红茴香注射液	成分：红茴香 作用：消肿散瘀，活血止痛	用于腰肌劳损、关节或肌肉韧带伤痛及风湿痛等	穴位或肌内注射：1~2mL/次，1次/1~2日

注射剂	主要成分及作用	适应证	用法用量
伊痛舒注射液	成分：细辛、羌活、白芷、当归、独活、川芎、防风 作用：祛风散寒胜湿，活血祛瘀镇痛	多种原因引起的头痛、牙痛、神经痛、风湿痛及肌纤维炎，骨关节、胃肠、胆、肾疾患及癌症等引起的疼痛	肌内注射或穴位注射：2~4mL/次，1~2次/日，小儿酌减
天麻素注射液	成分：天麻素 作用：镇静、安眠和镇痛等中枢抑制作用	用于神经衰弱、神经衰弱综合征及血管神经性头痛等症	肌内注射：0.2g/次，1~2次/日
鱼腥草注射液	成分：鲜鱼腥草 作用：清热，解毒，利湿	用于肺脓疡、痰热、咳嗽、白带、尿路感染、痈疖	肌内注射：2~4mL/次，4~6mL/日
正清风痛宁注射液	成分：盐酸青藤碱 作用：祛风除湿，活血通络，消肿止痛	用于风寒湿痹证，症见肌肉酸痛，关节肿胀疼痛、屈伸不利、麻木僵硬；风湿性、类风湿关节炎具有上述证候者	肌内注射：1~2mL/次，2次/日，或遵医嘱
益赛普注射液	成分：重组人Ⅱ型肿瘤坏死因子受体-抗体融合蛋白、甘露醇、蔗糖、三羟甲基氨基甲烷 作用：竞争性地与血中TNF-α结合，降低其活性	中度及重度活动性类风湿关节炎；18岁及18岁以上成人中度及重度斑块状银屑病；活动性强直性脊柱炎	皮下注射：成人推荐剂量为25mg/次，每周2次，每次间隔3~4天
维D$_2$果糖酸钙注射液	成分：维生素D$_2$与有机钙剂的溶液 作用：促进和补充钙的吸收和利用	用于维生素D缺乏所引起的钙质代谢障碍	肌内或皮下注射：成人1~2mL/次，每日或隔日注射一次；小儿1mL/次，用前必须摇匀
毛冬青注射液	成分：毛冬青 作用：扩张血管，抗菌消炎	用于冠状动脉硬化性心脏病，血栓闭塞性脉管炎，并用于中心性视网膜炎，小儿肺炎	肌内注射：2mL/次，1~2次/日

第五章　穴位注射疗法的国家标准

GB/T 21709《针灸技术操作规范》是由国家中医药管理局提出，由中国针灸学会负责组织与实施，于2008年4月23日由中华人民共和国国家质量监督检验检疫总局、中国国家标准化管理委员会发布，2008年6月1日，标准文本由中国标准出版社出版发行。操作规范分为21个部分，其中穴位注射为第6部分。《针灸技术操作规范第6部分：穴位注射》（标准编号：GB/T 21709.62008）规定了穴位注射的术语和定义、操作步骤与要求、操作方法、注意事项与禁忌。适用于穴位注射技术操作。

附：　穴位注射国家标准

中华人民共和国国家标准（GB/T 21709.62008）
针灸技术操作规范第6部分：穴位注射
《针灸技术操作规范第6部分：穴位注射》项目组

1　范围

GB/T 21709的本部分规定了穴位注射的术语和定义、操作步骤与要求、操作方法、注意事项与禁忌。

本部分适用于穴位注射技术操作。

2　规范性引用文件

下列文件中的条款通过GB/T 21709的本部分的引用而成为本部分的条款。凡是注日期的引用文件，其随后所有的修改单（不包括勘误的内容）或修订版均不适用于本部分，然而，鼓励根据本部分达成协议的各方研究是否可使用这些文件的最新版本。凡是不注日期的引用文件，其最新版本适用于本部分。

GB/T 12346　腧穴名称与定位

GB/T 13734　耳穴名称与定位

GB 15810　一次性使用无菌注射器

GB 15811　一次性使用无菌注射针

中华人民共和国药典

3　术语和定义

下列术语和定义适用于 GB/T 21709 的本部分。

3.1　穴位注射（point injection）

以中西医理论为指导，依据穴位作用和药物性能，在穴位内注入药物以防治疾病的方法。

3.2　揣穴（feeling points）

用手指以按压、揣摸或循切的方式探索穴位。

3.3　爪切定位（nail-pressing location）

以指甲在穴位上按掐一"十"字痕，便于取穴准确。

4　操作步骤与要求

4.1　施术前准备

4.1.1　针具

根据病情和操作部位的需要选择不同型号的一次性使用无菌注射器和一次性使用无菌注射针。一次性使用无菌注射器和一次性使用无菌注射针应分别符合 GB 15810 和 GB 15811 的要求。

4.1.2　药物

4.1.2.1　药物种类

穴位注射疗法常用药物包括中药及西药肌内注射剂，注射剂应符合《中华人民共和国药典》的规定。

4.1.2.2　药物剂量

一次穴位注射的用药总量须小于该药一次的常规肌内注射用量，具体用量因注入的部位和药物的种类不同而各异。肌肉丰厚处用量可较大；关节腔、神经根等处用量宜小；刺激性较小的药物如葡萄糖液、生理盐水等用量可较大；刺激性较大的药物如乙醇，特异性药物如阿托品、抗生素等用量宜小。

在一次穴位注射中各部位的每穴注射量宜控制在：耳穴 0.1~0.2mL，头面部穴位 0.1~0.5mL，腹背及四肢部穴位 1~2mL，腰臀部穴位 2~5mL。

4.1.2.3　药物浓度

穴位注射用药浓度为该药肌内注射的常规浓度。

4.1.2.4　药物质量

药物的包装应无破损，安瓿瓶身应无裂缝，药液应无浑浊变色且无霉菌。

4.1.3　体位

选择患者舒适、术者便于操作的治疗体位。

4.1.4　穴位

根据病证选取相应的穴位，穴位的定位应符合 GB/T 12346 及 GB/T 13734 的规定。

揣穴并爪切定位。当穴位位于关节四周时，牵拉运摇或上下屈伸肢体，活动关节，使穴位开放。

注：操作时用力要柔和，以免皮肤破损。确定穴位后，患者肢体姿势不可随意变换，以防穴位移位或消失。

4.1.5　环境

应注意环境清洁卫生，避免污染。

4.1.6　消毒

术者应用肥皂水清洗双手，继以清水冲净后用 75% 乙醇棉签或棉球擦拭。亦可直接用消毒啫喱干洗双手。

患者注射区域局部用止血钳夹无菌棉球或用无菌棉签蘸取安尔碘，按无菌原则自中心向外旋转涂擦 5cm×5cm 的区域，不留空隙。

4.2 施术方法

4.2.1 取药及穿刺进针

按注射卡或医嘱本仔细核对科别、患者姓名、年龄、药名、浓度、剂量、时间、用法及用药禁忌。从包装中取出注射器，将针头斜面与注射器刻度调到一个水平面旋紧，检查注射器是否漏气。遵医嘱取药，药液吸入针筒后再次核对。将注射器内空气排尽，依据穴位所在的部位、注射器的规格等因素选择不同的持针方式、进针方式及进针角度。

附录 A 给出了各种持针方式、进针方式及进针角度。

术者用前臂带动腕部的力量，将针头迅速刺入患者穴位处皮肤。进针后要通过针头获得各种不同感觉、握持注射器的手指感应及患者的反应，细心分辨出针头在不同组织中的进程情况，从而调整进针的方向、角度。

各种针下感觉与操作参见附录 B。

4.2.2 调整得气

针头刺入穴位后细心体察针下是否得气。针尖到达所定深度后若得气感尚不明显，可将针退至浅层，调整针刺方向再次深入，直至患者出现酸、胀的得气反应。

4.2.3 注入药物

患者产生得气反应后回抽针芯，无回血、无回液时即可注入药物。在注射过程中随时观察患者的反应。宜根据治疗的需要选择不同的注射方法，附录 C 给出了各种注射方法。

4.2.4 出针

根据针刺的深浅选择不同的出针方式。浅刺的穴位出针时用左手持无菌棉签或无菌棉球压于穴位旁，右手快速拔针而出。深刺的穴位出针时先将针退至浅层，稍待后缓慢退出。针下沉紧或滞针时，不应用力猛拔，宜循经按压或拍打穴位外周以宣散气血，待针下感觉轻滑后方可出针。出针后如发现针孔溢液或出血，可用无菌棉签或无菌棉球压迫 0.5~2 分钟。

最后整理用物，嘱患者保持舒适的体位休息 5~10 分钟，以便观察是否出现不良反应。

注射的间隔时间及疗程参见附录 D。

5　注意事项

5.1　治疗前应对患者说明治疗的特点和治疗时会出现的正常反应。

5.2　药物应在有效期内使用。

5.3　注意药物的性能、药理作用、剂量及配伍禁忌、不良反应及过敏反应。注射操作均应在药敏试验结束并合格的前提下进行。

5.4　回抽针芯见血或积液时应立即出针，用无菌棉签或无菌棉球压迫针孔0.5~2分钟。更换注射器及药液后进行再次注射。

5.5　初次治疗及年老体弱者注射点不应过多，药量亦应酌情减少。

5.6　酒后、饭后及强体力劳动后不应穴位注射。

5.7　体质过分虚弱或有晕针史的患者不应穴位注射。

5.8　孕妇的下腹、腰骶部不应穴位注射。

5.9　耳穴注射应选用易于吸收、无刺激性的药物。注射不应过深，以免注入骨膜内，同时也不应过浅而注入皮内。

5.10　眼区穴位要注意进针角度和深度，不应做提、插、捻、转。

5.11　胸背部穴位注射，应平刺进针，针尖斜向脊柱。

5.12　下腹部穴位注射前应先令患者排尿，以免刺伤膀胱。

6　禁忌

6.1　禁止将药物注射在血管内。

6.2　禁针的穴位及部位禁止穴位注射。

6.3　表皮破损的部位禁止穴位注射。

附录 A
（规范性附录）
持针方式、进针方式及针刺方向

A.1　持针

A.1.1　执笔式

如手持钢笔的姿势，以拇指和食指在注射器前夹持，以中指在后顶托扶。

适用于各种注射器的操作。

A.1.2　五指握持式

以拇指与其他四指对掌握持注射器。适用于短小或粗径注射器的操作。

A.1.3　掌握式

用拇指、中指、无名指握住注射器，将食指前伸抵按针头，小鱼际抵住活塞；或用同样的方法握持长穿刺针头。主要适用于穿刺、平刺。

A.1.4　三指握持式

拇指在内，食指、中指在外的方法握持注射器，主要适用于进针后的提插操作。

A.2　进针

A.2.1　单手进针法

以执笔式或五指握持式握持注射器，针尖离穴位0.5cm，瞬间发力刺入，多用于短针。

A.2.2　舒张进针法

对于皮肤松弛或有皱纹的部位，可将穴位两侧皮肤用左手拇、食指向两侧用力绷紧，以便进针。操作时注意两指相对用力时要均衡固定皮肤，不能使锁定准的注射点移动位置。然后右手持针从两指之间刺入穴位。多用于腹部和颜面部的穴位进针。

A.2.3　夹持进针法

戴无菌手套或用左手拇、食二指持捏无菌棉球，夹住针身下端，露出针尖，右手握注射器，将针尖对准穴位，在接近皮肤时，双手配合用力，迅速刺入皮肤内。主要用于长针或皮肤致密的部位。

A.2.4　提捏进针法

左手拇食指按着所要刺入的穴位两旁皮肤，将皮肤轻轻提起，右手持针从捏起部位的前端刺入。多用于皮肉浅薄的部位。

注：各种进针法均要求速刺，手法需熟练。

A.3 针刺方向

A.3.1 直刺法

将针体垂直刺入皮肤，使针体与皮肤成 90°角。适用于人体大多数穴位，浅刺和深刺都可应用。

A.3.2 斜刺法

将针倾斜刺入皮肤，使针体与皮肤成 45°角。适用于骨骼边缘和不宜深刺的穴位，为避开血管、肌腱以及瘢痕组织也宜倾斜进针。

A.3.3 横刺法

又称沿皮刺，是沿皮下进针横刺穴位的方法，针体与皮肤成 15°角。适用于头面、胸背、腹部穴位以及皮肉浅薄处的穴位。在施行透穴注药法时常用。

附录 B
（资料性附录）
针下感觉与操作

B.1 患者感觉

麻木感、触电感及放射感，表示刺中神经，术者应退针少许。

B.2 术者感受

B.2.1 弹性阻抗感，表示刺中肌鞘、筋膜层。

B.2.2 硬性阻力感，表示刺中骨膜。

B.2.3 落空感，表示针尖通过组织进入某种空隙或腔隙。在危险区域注射时，该感觉往往提示下面可能有重要脏器，继续进针时应小心谨慎。

B.2.4 致密感，表示刺中韧带。

B.2.5 突破感，表示针尖穿过筋膜、韧带、囊壁或病灶部位。此处上下往往是推注药物治疗的重点部位。

B.2.6 搏动感，表示针尖位于大动脉近旁，当回抽有血时表明刺中血管，应退针调整。

附录 C
（规范性附录）
注射方法

C.1 探寻注药法

用于针下有危险或空隙的区域。进针到一定的预警深度，接近危险部位时，暂停进针，改为间断式进针，即停针后推注少许药物试探阻力，如果有阻力，则可再进针少许，再停针推药少许试压，如此数次，如果阻力变小或突然消失，则表明已抵达注射部位或已绝对靠近危险部位。注意间断式进针的距离不宜过大，防止直接刺入危险部位。进到预定注射部位后，可用止血钳紧贴表皮夹持固定针身，防止注药时针身滑动刺中危险部位。同时嘱患者固定身体姿势。

注：当针刺危险或重要部位时，为避免造成不必要的损伤和危险，可先进针到与穴位相邻的组织，如骨骼、韧带、神经等处，并以此为参照物测定进针深度、方向和探索周围情况，然后在周围反复试探进针，或根据参照物退针到浅层改变针尖方向再进针，直至所需部位。临床上用于危险和重要部位及穴位的准确注射，有校正进针方向的作用。

C.2 分层注药法

将针刺入穴位深部或病灶反应部位，待得气后推注入大部分药液，然后退针少许，将剩余药液推入以扩大药物的渗透作用层面。注意分清主次层面，主要部位用药较多，次要层面则用药量较少。

C.3 快推刺激法

将针刺入穴位深部或病灶反应部位，待得气后加大压力快速推进药液，加大刺激量。分离粘连一般选用较粗的针径，以便药液快速进入组织，增加内压。如果单纯为了分离粘连，药液剂量可以酌情加大。

C.4 柔和慢注法

将针刺入穴位深部或病灶反应部位，待得气后缓慢柔和地推进药液。

C.5　退针匀注法

针刺到穴位一定的深度或病灶部位，在得气后推注一定量的药物，然后在匀速缓慢退针的同时，均匀地推注药物直至浅部。退针与推药要同步协调，方向成一条直线，保持平稳，推药要有连贯性，不可时断时续。

C.6　透穴注药法

先将针刺入某穴，再将针尖刺抵相邻的另一穴位，推注部分药物，然后在匀速缓慢退针的同时，均匀地推注药物直至浅部。在头面、背部、腹部操作时，多用横刺沿皮透穴，在四肢内外侧或前后侧相对穴位间，可沿组织间隙直透。

附录 D

（资料性附录）

注射的间隔时间及疗程

D.1　同一组穴位两次注射间宜相隔 1~3 日。

D.2　穴位注射两个疗程间宜相隔 5~7 日。

D.3　穴位注射疗法一个疗程的治疗次数取决于疾病的性质及特点，以 3~10 次为宜。

　　［本规范引自中国标准出版社 2008 年 6 月出版的中华人民共和国国家标准《针灸技术操作规范第 6 部分：穴位注射》（GB/T 21709.6—2008）］

第六章 穴位注射操作方法

第一节 操作前准备

一、环境要求

所有操作均应在清洁性治疗室内完成，应符合Ⅳ类及以上环境要求，空气和物体表面消毒应符合 GB 50333 的规定，即至少要达到空气平均菌落数（平皿法）≤4.0（5 分钟）cfu/皿、物体表面平均菌落数≤10.0cfu/cm^2，以避免污染。

二、针具

根据病情、注射部位、药量的需求选择不同型号的一次性使用无菌注射器和一次性使用无菌注射针。一次性使用无菌注射器和一次性使用无菌注射针应分别符合 GB 15810 和 GB 15811 的要求，一般临床中常用注射器以 1mL、2mL、2.5mL 和 5mL 居多，常用针头为 4~6 号普通注射针头、牙科用 5 号长针头及封闭用长针头，穴位注射则以 6 或 7 号针头为宜。

三、药物

1. 药物种类 穴位注射疗法常用的药物包括西药肌内注射剂及中药提取注射剂，优先选择药品使用说明书载明药品的用药途径包括穴位注射者。注射剂应符合《中华人民共和国药典》的相关规定。

2. 药物剂量 穴位注射剂量参考药品使用说明书，穴位注射用药总量必须小于该药一次的常规肌内注射用量，具体用量因注入的部位和药物的种类而有所不同。在一次性注射中各部位的每穴注射量宜控制在：耳穴 0.1～

0.2mL，头面部穴位 0.1~0.5mL，胸背及四肢部穴位 1~2mL，腰臀部穴位 2~5mL。总的来说，皮肉浅薄处，剂量宜少；皮肉丰厚处，剂量可稍大。

3. 药物质量　药物应在药品有效期内使用，并详细检查包装有无破损、瓶身有无裂缝、药物有无混浊变色等。

4. 体位选择　一般采用患者舒适、术者便于操作的治疗体位。亦可根据所患疾病而采用不同的体位，如俯卧位、仰卧位或坐位等，对于老人和小儿，以及身体过于虚弱和精神紧张者，以卧位为宜。

四、穴位

根据病证具体情况，辨证选取相应的穴位或阿是穴（即痛点），穴位的定位应符合"中华人民共和国国家标准——腧穴定位图（GB/T 123456 及 GB/T 13734）的定位规范。并进行爪切定位，便于准确取穴，注意用力要柔和，以免皮肤破损。穴位确定后，患者保持肢体姿势不变，以防穴位定位发生偏差，尤其是穴位位于四肢活动范围较大的关节周围时。

第二节　操作过程

一、取药

1. 术者准备　术者戴好口罩，用肥皂水清洗双手，再以清水冲洗，亦可直接用免洗消毒液干洗双手。

2. 核对　对患者姓名、年龄，药物名称、浓度、剂量、有效期限、用法及有无用药禁忌进行核对。

3. 注射器准备　从无菌包装中取出注射器，将针头斜面与注射器刻度调至同一个平面旋紧。

4. 药品安瓿准备　用消毒棉签消毒注射药剂安瓿瓶，砂轮锯安瓿后再消毒，折断安瓿颈部备用。

5. 抽取穴位注射液　用注射器将针头斜面向下放入安瓿内的液面下，左手食指、中指夹住安瓿，拇指、无名指和小指握住针筒，右手拇、食、中指持活塞，吸净药液，药液吸入针管后再次核对，盖上注射器帽，放入注射盘备用，并备好无菌棉签（或无菌棉球）及皮肤消毒剂。

二、消毒

注射区域局部用止血钳夹持无菌棉球或用无菌棉签蘸取消毒剂（碘伏或安尔碘），按无菌原则自中心向外旋转涂搽 5cm×5cm 的区域 2 次，不留空隙或空白。

三、持针方式、进针方式、针刺方向

见第五章"穴位注射疗法国家标准"附录 A 给出的各种持针方式、进针方式及针刺方向。

四、各种针下感觉与操作

见第五章"穴位注射疗法国家标准"附录 B 给出的各种针下感觉与操作。

五、调整得气

针头刺入穴位后需细心体察是否得气，即患者是否出现酸胀的感觉，或者手下是否有沉紧感。针尖达到所定深度后若得气感尚不明显，可将针退至浅层，调整针刺方向再次深入，或缓慢、小幅度地施行提插手法，直至患者出现酸胀的得气反应。

六、注入药物

患者产生得气感后，术者右手持注射器并固定保持深度不变，左手抽动针栓活塞，如无回血则可注入药液；如有回血应立即出针，用无菌棉签或无菌棉球压迫针孔半分钟至 2 分钟，需更换注射器及药液后再进行注射。

1. 注射方法 除参考第五章"穴位注射疗法国家标准"附录 C 给出的注射方法外，下列注射方法也较为常用。

（1）柔和慢注法：将针刺入穴位深部或病灶反应部位，待得气后缓慢柔和地推进药液。一般每半分钟到 1 分钟推注 1mL 药液。对于怕针、易晕针的患者，或首次接受穴位注射的患者，或穴位所在部位组织致密，或应用刺激性较强的药物时可采用此注射方法。

（2）分层注射法：将针刺入穴位深部或病灶反应部位，待得气后注入大部分药液（药量的 2/3~3/4），然后退针少许将剩余药液推入，以扩大药物的渗透作用层面。此法一般用于皮肉较丰厚的穴位（如环跳、大肠俞等）或痛点，且患者痛感广而深。

（3）退针匀注法：针刺到穴位一定的深度或病灶部位，在得气后推注一定量的药液，然后在匀速缓慢退针的同时，均匀地推注药液直至浅部。退针与推药要同步协调，方向为一条直线，保持平稳；推药要有连贯性，不可时断时续。

2. 出针 根据针刺的深浅选择不同的出针方式：①浅刺的穴位出针时用左手持无菌棉签或无菌棉球压于穴位旁，右手快速拔出针；②深刺的穴位出针时先将针退至浅层，稍待后缓缓退出；③针下沉紧或滞针时，不应用力猛拔，宜先轻轻拍打注射点外周以宣散气血，待针下感觉轻滑后方可出针。出针后若见针孔溢液或出血，可用无菌棉球或无菌棉签压迫半分钟到 2 分钟。

3. 整理用物及观察 整理穴位注射用物，避免发生锐器伤，嘱患者保持舒适体位休息 5~10 分钟，观察是否出现不良反应。

七、穴位注射时间设置

对于同一组穴位，两次注射宜间隔 1~3 日；穴位注射两个疗程间宜相隔 5~7 日。穴位注射疗法一个疗程的治疗次数取决于疾病的性质及特点，以 3~10 次为宜。

第七章 穴位注射疗法的适应证、禁忌证

第一节 穴位注射疗法的适应证

穴位注射疗法应用范围较广，凡是针灸的适应证大部分都可用本法治疗。治疗病种从早期的单纯疼痛，到 20 世纪 60 年代~70 年代初，逐渐扩大到 70 余种，至 20 世纪 80 年代末，其应用范围几乎扩大到临床各科的各类疾病。

1. 运动系统疾病 痹证（肩周炎、颈椎病、膝骨性关节炎、风湿性关节炎、类风湿关节炎等）、腰腿痛（腰肌劳损、骨质增生、椎间盘突出、坐骨神经痛等）、筋伤、扭伤等。

2. 神经系统疾病 头痛，不寐，口眼㖞斜，痿证，三叉神经痛，肋间神经痛，癫、狂、痫证等。

3. 消化系统疾病 胃痛（胃下垂、溃疡病、胃肠神经官能症）、腹泻、痢疾等。

4. 呼吸系统疾病 咳嗽（急慢性支气管炎、上呼吸道感染）、哮喘、肺痨等。

5. 心血管系统病 心悸（心动过速）、心痛（冠心病、心绞痛）、高血压等。

6. 外科、皮肤科疾病 乳痈、肠痈、腹痛（溃疡病穿孔、肠梗阻、胆石证、胆道感染）、淋证（尿路结石）、风疹、痤疮、银屑病等。

7. 五官科疾病 咽喉肿痛、目赤肿痛、中耳炎、鼻炎等。

8. 妇产科、小儿科疾病 阴挺（子宫脱垂）、痛经、催产；小儿肺炎、小儿腹泻等。

9. 外科手术麻醉 穴位注射施行针麻在五官科中应用最多，用穴有体穴、耳穴，用药有生理盐水、维生素注射液等。

本书将重点围绕运动系统（骨科）疾病的穴位注射疗法展开。

第二节　穴位注射疗法的禁忌证

穴位注射疗法总体安全，并无绝对禁忌证，若所取穴位处有炎症、湿疹、疖肿或化脓等情况时，可另选具有同样治疗作用的穴位进行注射。但为安全起见，遇到下列情况应慎用或禁用。

1. 禁针的穴位及部位。

2. 月龄较小而体质较弱的婴儿。

3. 体质过分虚弱或有晕针史者。

4. 孕妇在穴位注射前需谨慎阅读药物说明书，凡孕妇禁用药物禁穴位注射；孕妇下腹部及腰骶部不宜用此法注射。

5. 表皮破损的部位。

6. 穴位局部有感染灶或有较严重皮肤病者。

7. 诊断尚不明确者。

8. 意识障碍者。

9. 对注射药物过敏者，禁用该药。

第八章　穴位注射疗法的应用注意事项及异常情况处置

第一节　穴位注射疗法的应用注意事项

为确保穴位注射疗法顺利实施，需要注意以下事项。

1. 治疗前应向患者说明治疗的特点和治疗时会出现的正常反应。

2. 检查并确保注射药物在有效期内使用。注射前明确药物的性能、药理作用、剂量，以及药物禁忌、不良反应和过敏反应等情况。注射操作应在药敏试验结束并合格的前提下进行。注射两种药物时，应注意药物的禁忌，最好在不同部位注射。

3. 禁止将药物注入血管内，若回抽针芯见血或积液时应立即出针，用无菌棉球或无菌棉签压迫针孔 0.5~2 分钟，情况允许时更换注射器及药液后再进行注射。

4. 初次治疗及年老体弱者注射穴位不应过多，尽量控制在 3 个穴位以内，药量应酌情减少。

5. 酒后、饭后以及强体力劳动后不应行穴位注射。

6. 胸背部穴位注射时应平刺进针，针尖斜向脊柱，避免误伤肺脏；下腹部穴位注射前应先令患者排尿，以免刺伤膀胱。

7. 掌握进针方法，长期注射的患者应交替更换注射部位。

8. 尽量避免在硬结、瘢痕、发炎、皮肤病、瘀血及水肿等处注射。

9. 根据药液的量、黏稠度和刺激的强度及穴位所在部位选择合适大小的注射针头。

第二节 穴位注射疗法的异常情况处置

在遵守穴位注射操作规范的前提下，穴位注射一般是比较安全的，但若疏忽大意、操作不慎、施术不当，或对解剖结构不了解、不熟悉，在临床上也会出现一些不良反应或意外事故。

一、异常情况的类型

1. 过敏反应 是有过敏体质的人在穴位注入相应药物产生的变态反应，轻者局部或全身出现药疹，重者可出现过敏性休克。

2. 出血 是指在注射部位出血或血肿，多由于进针不当刺伤血管所致。一般在注射局部出现肿胀、疼痛，继则皮下出现瘀青或紫斑。

3. 神经损伤 多由于注射针头刺伤神经干或因药物作用致使神经麻痹。以上肢正中神经、桡神经及下肢腓神经损伤者多见。

4. 气胸 是指注射时针头损伤胸膜及肺脏，气体进入胸膜腔，发生气胸。

5. 感染 多由于消毒不严导致，或由于药液浓度较大，注射于软组织相对薄弱处，长时间不吸收导致感染。轻者局部发炎、红肿，重者化脓，甚至形成脓腔、溃疡等，发生在深部的脓肿，有发生败血症的风险，如关节腔内感染，可致关节强直、功能丧失。

二、异常情况的处理方法

日常穴位注射疗法实施过程中要注意对异常情况的观察，做到早预防、早发现、早处理，一旦发生意外，应以积极态度迅速进行有效治疗，以防止病情继续发展。

1. 发生过敏反应时，应立即停止注射。必要时应用脱敏药物，如遇过敏性休克需迅速组织抢救。

2. 发生出血或血肿时，如果多数为局部小块瘀血，一般不必处理，可自行消退；若是出血过多、瘀肿较大、疼痛较剧者，先冷敷止血，必要时压迫止血，48 小时后再热敷以促进瘀血消散吸收。

3. 出现神经麻痹时，常口服或注射甲钴胺治疗，配合针灸、理疗、功能锻炼等综合治疗，多数患者恢复良好。

4. 发生气胸后，患者需半卧位休息，严密观察，动态观察，少量胸腔积气可自然吸收；积气量较大时，应行胸腔排气引流，促使肺脏尽早膨胀。

5. 对于有感染征象者要早治疗，防止化脓，若确已化脓者应及时行外科引流处理。

三、异常情况的预防措施

1. 熟悉穴位注射注意事项，严格按操作流程进行操作，做到细心认真。

2. 严格消毒，执行无菌操作。

3. 选穴进针时，应避开主要血管，进针后提插幅度不能过大。如遇触电感并沿神经走行放射，须将针头退出少许，再注入药液。

4. 针刺胸、背部穴位，最好平刺或斜刺；穴位注射时，患者不可随意变换体位。

5. 穴位注射药物必须符合规定，勿超出说明书用药。

第九章　穴位注射疗法的现代研究

由于穴位注射疗法属于经穴刺激疗法范畴，穴位注射疗法产生效应的现代机理应该从腧穴、经络、穴位注射药效反应的循经性问题等进行深入研究。

一、腧穴研究

由于穴位注射疗法是将药物注射在穴位上而获得治疗效果，很显然腧穴研究是提高穴位注射疗效、探明穴位注射机理的基础，目前对腧穴的研究主要集中在腧穴的特异性，包括：①腧穴形态结构特异性：其形态学研究已从大体解剖向巨微结构形态学观察方法过渡。如沈雪勇等通过对正常人和胃炎患者 8 个穴位及对照点测得伏安曲线进行定性定量分析，证实腧穴形态结构具有特异性；②腧穴生物物理特异性：黄碧玉等测 34 例健康人在巳时的脾经五腧穴皮肤电阻，结果显示巳时脾经五腧穴表现为低电阻、高电位特性，表明穴位具有低阻抗性，证实穴位具有低阻抗或高导电率特性；魏连子在研究穴位伏安特性中发现，穴位惯性面积在反映人体生理病理变化方面具有特异性，可与伏安特性一同作为经络系统客观存在的生物物理指标；③腧穴病理反应特异性：腧穴的病理反应是指脏腑器官发生病变时，通过经络在体表某些腧穴表现出各种异常变化。王彩虹等通过对胃下垂患者的检测，发现其可能具有特异性；④腧穴刺激效应特异性：针灸等刺激不同腧穴会对机体产生不同影响。李磊等研究表明，腧穴的相对特异性可能与机体的病理状态有关，在生理状态下穴位相对特异性表现并不明显。在相同条件下不同时辰用电针刺激手三阴经五输穴和内关穴，发现其对正常青年人的免疫功能均无显著影响。

二、经络研究

2020 年美国中医药针灸学会李永明的研究成果《遗留正中动脉可以解释古代中医十一到十二经脉的转变》于英国《解剖学杂志》（*Journal of Anatomy*）在线发表。研究认为，手厥阴经脉循行与人体"遗留正中动脉"非常相似，古代中医通过脉诊发现了变异正中动脉，早于西方解剖学近两千年，并依此建立了完善的经脉理论，指导后来的临床实践。这是一项中医经络研究的新成果。

在马王堆汉墓医书记载的人体有 11 条经脉，而后来成书的《黄帝内经》增加了手厥阴经，即形成了中医十二经脉的理论并沿用至今。对于这一转变学术界甚至有十几种不同的说法，但均未有以解剖结构为证据的答案。2020 年 10 月初，澳大利亚解剖学者在英国《解剖学杂志》报告，发现人类上臂有条"遗留正中动脉"还在不断进化中。正中动脉是人类胎儿时期的正常动脉，在出生前开始退化，只有 10%~30% 的成年人有遗留，被称为变异动脉。李永明研究汉代不同版本的简帛脉文献发现，手厥阴经脉循行与人体"遗留正中动脉"非常相似，解剖位置几乎完全一致，表明古代中医经摸脉发现了变异正中动脉的存在，证据提示，中医经脉理论的最初建立是以动脉和神经系统为主要依据。

研究认为，中国古代医家很可能是通过脉诊，发现了人体上臂内侧不十分常见的"正中动脉"，并命名为手厥阴心包经。之所以第 12 条脉的记载出现较晚，可能是因为需要时间积累病例才能发现低概率的变异动脉。而西方解剖学者在 1846 年才发现这个变异动脉，后命名为遗留正中动脉，只是在近几十年才对正中动脉的发生概率和进化状态有所了解。

以上初步研究结果已经在《解剖学杂志》线上首发。杂志编辑同时征求了澳大利亚等国家解剖专家的意见，他们联合撰写一篇评论文章，基本认同中医第 12 条经脉与遗留正中动脉可能相同，是很有意义的发现。相关详细证据和论证于 2021 年 1 月 25 日在《中国针灸》在线发表。

李永明表示："研究证据表明中医的经脉（络）系统的最初模型是建立在对人体动脉和神经系统的解剖学观察基础之上，并非主观臆测。"研究还提示，很可能是因为针灸等外治疗法的发展和需求，改变了中国古代初期经脉解剖学的发展方向，建立了以气血经络和脏腑归经为核心的"虚拟系统"，以指导临床实践，成为中医传承二千余年的核心理论。对比之下，因为外科手术的发展和需求，西方古代医学坚持探索人体的"实体结构"，推动了临床医学的进步，最终产生了现代解剖医学。以传统理论为基础的中医仍然有很高的实用价值，会同西方现代医学长期并存。

另外，中国中医科学院针灸研究所张维波研究员团队相继在大鼠、小型猪等体内经络中发现组织液定向流动轨迹，为进一步证实中医经络的存在提供了有力证据。张维波表示，基于间质是所有细胞组织生存的微环境，经络间质通道的发现，有助于理解人体营养输布、代谢物清除和激素、外泌体的传输，病原体、炎性因子和癌细胞的转移，以及通过调节微环境改善细胞和组织功能的治疗保健原理，为基础科学和人类健康作出中国人的贡献。

该团队人员使用对人体细胞外液中的水有特异性亲和的荧光素钠示踪剂和荧光照相法，在大鼠身上观察到沿腹正中线迁移的荧光素钠线状轨迹。该轨迹在剑突附近可偏离中线斜向上行，与"七五"攻关期间由针灸研究所牵头的经络研究中发现的同位素锝^{99}沿人体任脉迁移的规律相类似。最新研究在更接近人体的小型猪四肢远端发现了基本循经的 7 条荧光素钠迁移轨迹，平均长度为 5.13cm。对该轨迹的横切面进行连续荧光照相发现，荧光素钠运行在肌肉的间隙之中，其上可达皮肤表面，其下可深至骨面，构成类似河床样的水通道。使用静脉显像仪证明荧光素体表轨迹与浅表静脉的分布不符，提示经络的生物学结构可能涉及一种未知的、存在于间质中的组织液通道，简称间质通道。

该研究以《荧光照相法对大鼠任脉低流阻通道的活体显示》和《应用小动物活体激光共聚焦成像系统对大鼠腹壁循经组织组织液分布的初步观察》为题分别发表在 2020 年 3 月的《针刺研究》和 2020 年 4 月的《中国中医基础医学杂志》，同时该研究结果还发表在《中国科学：生命科学》上。

三、穴位注射药效反应

穴位注射是在辨证论治的指导下，将药物注射到特定腧穴，综合针刺、穴位、经络、药物等的协同作用治疗疾病的方法。侯湘认为穴位注射存在三重穴位治疗效应，即时效应、慢效应、后作用，三种效应在不同的时间段发生，相辅相成共同发挥止痛作用。穴位注射的治疗原理包括三方面，一是增加穴效及药效，减小毒副作用，选择适当的穴位注射，可放大药效，因此可减少药量取得相应的治疗效果，从而达到减毒、减副的作用；二是穴位特效性与药物药效性的整合，选取与药效相同的穴位进行穴位注射治疗可产生协同作用；三是不同穴位之间的相互作用，不同穴位的配伍使用可产生协同或拮抗作用。

可以预见，随着研究的不断深入，无论是腧穴、经络，还是穴位注射药物的药效及循经传导等诸多方面均会有更多成果涌现，会进一步揭示穴位注射这一中医适宜技术的科学性、有效性和安全性，会使这一治疗技术惠及更多患者。

下篇
────────

各　论

第十章　颈部疾病

第一节　落枕

　　落枕（stiff neck）又称"失枕"，是由于睡眠时颈部位置不正，颈部肌肉受到牵拉，或因风寒侵袭，而引起的斜方肌、胸锁乳突肌或肌腱的病变。临床表现以急性颈项部肌肉痉挛、疼痛、酸胀、僵硬、板滞和颈部活动受限等为主。轻者经 1~2 日休息可自愈；重者颈项、上背疼痛严重，并可向后脑及肩臂部放散，数周不愈。本病好发于青壮年，以冬春季为多。中医认为本病多与睡眠姿势不良、颈部受到风寒或因颈部突然扭转而受外伤导致筋脉阻滞、气血失和有关。治疗以舒筋活血、通经活络、解痉复位为原则。

　　诊断要点：①本病多发于青壮年，多在晨起后突然感到背部酸痛、僵硬，颈部活动明显受限，头向患侧倾斜，下颌转向健侧；②检查可见颈部肌肉痉挛，有明显痛点，可触及条索状或块状物，斜方肌、大小菱形肌亦常有压痛。

　　鉴别诊断：①颈椎病。此病有颈、肩、臂处疼痛，并伴相应的压痛点，除上述局部症状外，还有头痛、头晕、心悸等症状。X 线片检查可见颈椎生理曲度有改变，轻度增生，椎间关节不稳定。②颈部脓肿。本病在任何年龄均可发生，除局部疼痛肿胀、皮肤发红外，还伴有发热、恶寒等全身症状，用抗生素治疗有明显效果。

治疗方法一

　　【穴位选择】足临泣穴。
　　【药物组成】当归注射液 4mL、2% 利多卡因注射液 1mL。
　　【并用疗法】手法治疗：取坐位，先用揉法在患侧颈项及肩背部揉擦按摩，采用点按、弹拨、提拿等手法放松肌肉，使疼痛缓解；嘱患者头颈部向健侧前方45°最大限度前屈，使患侧颈椎后关节充分舒张，同时术者一手压住患者枕部，另一手再次点揉痛点及弹拨被牵拉之肌肉，使滑膜反射性收缩而解除嵌顿；再用单拇指或双拇指触诊，摸清偏歪棘突及其方向，令患者头部转向患侧最大角度并低头约20°，术者一手拇指压住偏歪棘突，另一手撑托下颌，先轻摇头部，感到患者肌肉放松时，双手同时轻巧用力旋转，即可听到"咔"的响声，若颈椎位置已正，再施以理筋手法结束治疗。

【用法】患侧穴位注药，术毕轻揉注射部位，同时嘱患者活动头部5分钟，共注射1次。

【取穴意义】足临泣穴位于足背外侧第4跖趾关节的后方，小趾伸肌腱外侧凹陷处，该穴为胆经腧穴，颈部为胆经所经之处，"经脉所过，主治所及"，根据中医循经取穴、上病下治的理论，选用该穴位注射治疗，能够起到疏风通络、理气止痛、调整机体平衡等作用。当归具有补血、活血、除湿、镇痛等作用，通过穴位注射可延长药物对穴位的刺激时间，增强疗效。

【出处】李宗高，成凤舞. 穴位注射配合手法治疗落枕56例［J］. 人民军医，2011，54（11）：970.

治疗方法二

【穴位选择】阿是穴（痛点）。

【药物组成】灯盏细辛注射液2mL、地塞米松注射液5mg。

【并用疗法】①颈椎牵引：牵引时间20~30分钟。牵引过程中注意避免颈动脉窦受压，观察患者有无恶心欲呕、出汗、胸闷等不适症状，如有上述症状出现则停止牵引；②电针：取患侧风池穴、痛点、落枕穴、肩井穴、玉柱穴；选1~2寸毫针，快速刺入穴位得气后接通电针治疗仪，频率80次/分，刺激量以患者能耐受为度，时间30分钟，日1次。

【用法】颈椎牵引结束后于痛点处穴位注射，每穴2mL，2日1次，共1~2次。

【取穴意义】颈椎牵引可缓解颈项部肌肉痉挛，使局部循环得以改善。穴位注射可起到活血化瘀、温经通络、消炎止痛的作用。加之给予落枕穴、痛点等穴位的电针治疗，可收到调和气血、舒经散寒、通络止痛之效。诸法合用，达到治疗目的。

【出处】陆萍. 颈椎牵引配合电针、药物穴位注射治疗落枕 47 例［J］. 中国社区医师·医学专业，2011，13（15）：178.

第二节　颈筋膜炎

肌筋膜炎（myofascitis）亦称纤维组织炎，主要是指筋膜、肌腱、韧带、肌肉等软组织发生局部缺血的病变，软组织痉挛甚至导致局部软组织粘连或无菌性炎症，进一步可引起颈背部板滞、疼痛不适等一系列症状或体征。颈筋膜炎（cervical fasciitis）是指肌筋膜炎发生于颈部。临床以颈肩部疼痛、僵硬、运动功能障碍和软弱无力为特征。颈筋膜炎属中医"痹证"范畴。其病因病机为急性外伤、慢性劳损致项背部经络气血损伤，气血运行不畅；或感受风寒，项背部经脉凝滞阻遏，血脉不通，气机受阻。其中医证候以寒湿凝滞证和气滞血瘀证为主。

诊断要点：①颈肩部过劳或受寒等诱发本病或使病情加重；②颈肩部疼痛，以单侧多见，颈部运动障碍，或伴有皮肤麻木；③检查局部有明显压痛，有时可触到筋膜结节，重压有酸痛感，颈肩部肌肉可有轻度萎缩。

鉴别诊断：颈型颈椎病。此病有颈、肩、臂处酸胀疼痛，并伴相应的压痛点，除上述局部症状外，有时还伴有头痛、头晕、心悸等症状。X 线片检查可见颈椎生理曲度改变，轻度骨质增生和椎间关节不稳等。

治疗方法一

【穴位选择】①阿是穴（条索及结节）、颈胸夹脊穴；②大杼、肺俞、肩中俞、肩外俞、肩井、昆仑、悬钟。

【药物组成】维生素 B_1 注射液 100mg、维生素 B_{12} 注射液 500μg。

【并用疗法】走罐治疗：患者取俯伏坐位或俯卧位，在疼痛酸胀的颈项部、肩背部区域皮肤涂一层凡士林，选择中号玻璃火罐，用闪火法吸附，循颈背部督脉、华佗夹脊、膀胱经第 1 侧线、膀胱经第 2 侧线走罐，以所拔部位的皮肤红润或充血为度。隔日治疗 1 次，5 次为 1 疗程。若同时施行走罐与穴位注射，先走罐，后穴位注射。穴位注射后可给予 TDP 局部照射 20 分钟。

【用法】两组穴位交替使用，每次选用 5 个穴位，每穴 0.3～1mL。每日 1

次，10 次为 1 疗程，疗程间休息 3 日，共治疗 2 疗程。

【取穴意义】足太阳膀胱经、手太阳小肠经、足少阳胆经为多阳气之经，穴位注射其局部加远端穴位，能调整经络气血，改善肌体内环境，加之维生素 B_1 和维生素 B_{12} 有助于神经变性的恢复，维护神经系统健康。

【出处】黎芳. 走罐配合穴位注射治疗项背筋膜炎 42 例［J］. 实用中医药杂志，2008，24（7）：444-445.

治疗方法二

【穴位选择】阿是穴，病变部位相应节段夹脊穴、肩外俞、肩贞、天宗、秉风等穴及邻近的部位。

【药物组成】灯盏细辛注射液。

【并用疗法】超短波治疗，每次 20 分钟。

【用法】每次肩、背各取 2 穴位，每穴 2mL，隔日 1 次，10 次为 1 疗程，共 2 疗程。

【取穴意义】中医经络理论有云"腧穴所在，主治所在。经络所过，主治所及"，据此选取上述穴位予以穴位注射。灯盏细辛是灯盏花中提取出来的有效成分灯盏花素总黄酮，化学名 4，5，6-三羟基黄酮-7-葡萄糖醛酸苷，能够抑制血小板聚集，改善微循环，扩张血管，增加动脉血流，对组胺及 5-羟色胺引起的毛细血管通透性增强有明显的抑制作用，且有较强的止痛作用。

【出处】陈粉扣，徐秀华，陈海林，等. 穴位注射配合超短波治疗项背肌筋膜炎 40 例［J］. 中国中医急症，2011，20（9）：1528+1548.

治疗方法三

【穴位选择】阿是穴，病灶相应节段夹脊穴、百劳、风池，肩背部如肩外俞、肩贞、天宗、秉风等穴及邻近的部位。

【药物组成】血塞通注射液。

【并用疗法】穴位注射后，用 TDP 对准注射部位照射，每次 30 分钟，以酸胀为度。

【用法】患侧取穴，每次颈、肩、背各取 2 穴，每穴 2mL，隔日 1 次，若双侧疼痛则取双侧穴，10 次为 1 疗程。

【取穴意义】依据中医经络"腧穴所在，主治所在。经络所过，主治所及"理论，选取上述穴位予以穴位注射。血塞通注射液成分是中药三七的提取物三七总皂苷。有研究表明，三七总皂苷能降低血黏度，抗血小板聚集，缓解血管痉挛，改善局部缺血、缺氧，减轻疼痛症状。

【出处】胡勇，王全权，陈海林. 穴位注射配合 TDP 并用治疗项背肌筋膜炎 60 例 [J]. 实用中医内科杂志，2007，21（7）：77-78.

第三节　肩胛提肌损伤

肩胛提肌损伤（injury of levator scapulae）是一种常见病，大多由突然的动作造成损伤，或慢性劳损。上肢突然过度后伸，肩胛骨上提和向内上方旋转，肩胛提肌突然强烈收缩，由于肩胛骨周围软组织的影响，使肩胛骨与肩胛提肌不能同步运动，从而造成肩胛骨脊柱缘的内上角肩胛提肌附着处损伤。该病大多发生在肩胛提肌的起点（上 4 个颈椎横突处）。本病属中医学"项痹""背痛"范畴。多为感受风寒之邪，颈肩部阳经经气受阻，郁遏不畅，或久劳损伤筋脉，气血运行瘀阻，不通则痛所致。

诊断要点：①有突发性急性损伤史或慢性积累性劳损史；②在肩胛骨脊柱内侧缘上部及肩胛骨上角有压痛；③在上 4 个颈椎横突处有压痛点；④上肢后伸，将肩胛骨上提或内旋引起疼痛加剧，或不能完成此动作；⑤X 线检查示骨骼无异常改变。

鉴别诊断：①神经根型颈椎病。其疼痛性质属根性神经痛，为闪电样放射，并与神经根分布一致，压痛点多在患侧颈椎关节突，上肢牵拉试验及压头试验可出现阳性。X 线示颈椎骨质增生，椎体关节错位。②肩周炎。此病多发于 50 岁左右，女性多于男性，肩关节周围疼痛，可伴背部、上臂痛，肩盂、结节间沟、三角肌起点有压痛点，肩关节活动受限，外展、内外旋受限明显，患肢无感觉，肌力和反射异常。

治疗方法一

【穴位选择】阿是穴（痛点）。

【药物组成】地塞米松注射液 1.5~2.5mg、1%利多卡因注射液 3mL、消旋山莨菪碱注射液 2mg、维生素 B_{12} 注射液 0.1mg。

【并用疗法】针刀治疗。

【用法】每穴注射 2~3mL，数分钟后行针刀治疗，每周 1 次，3 次为 1 疗程。

【取穴意义】《灵枢·九针十二原》中说："凡用针者，虚则实之，满则泄之，宛陈则除之。"'宛陈则除之'即指气血郁结用破除法。这种治疗思想在针刀疗法上得到充分体现，针刀疗法的切割、松解、剥离，其实就是疏通经络、调整阴阳、扶正祛邪，从而达到阴平阳秘、通而不痛之目的。结合阿是穴行穴位注射则更能强化疗效。

【出处】孟羽. 针刀配合穴位注射治疗肩胛提肌损伤 33 例［J］. 实用中医药杂志，2008，24（7）：46.

治疗方法二

【穴位选择】主穴：阿是穴（患侧上 4 颈椎横突处及肩胛骨内上角处）；配穴：后溪、昆仑。

【药物组成】健骨注射液。

【并用疗法】无。

【用法】每穴注药 0.5mL，隔日 1 次，5~7 次为 1 疗程，一般 1~3 疗程。

【取穴意义】阿是穴属近部取穴法，能疏通局部气血，使气血调和。依据中医经络"腧穴所在，主治所在。经络所过，主治所及"理论，选取上述穴位予以穴位注射。

【出处】贾春生，尹宝光. 特色穴位注射疗法——健骨注射液的应用技术（疼痛篇）［M］. 北京：中医古籍出版社，2018：131-132.

第四节　颈椎病

颈椎病（cervical spondylosis）是指因颈椎间盘退变及其继发性改变，刺激或者压迫相邻脊髓、神经、血管等组织而出现一系列症状和体征的综合征，表现为颈、肩、臂部疼痛麻木，颈部僵硬，活动受限，头晕目眩，心悸，甚至大小便失禁、瘫痪等临床症状。本病多发于 40 岁以上的中老年人，好发颈

5~6、颈6~7和颈4~5椎间隙，可发于一侧或两侧。颈椎病多因慢性劳损或急性外伤引起。由于颈项部日常活动频繁，活动度较大，易受外伤，因而中年以后颈部常易发生劳损。如从事长期低头伏案工作如会计、誊写、缝纫、刺绣等职业者，或长期使用电脑者，或颈部受过外伤者，或由于年高肝肾不足，筋骨懈惰，均可引起椎间盘萎缩变性，弹力减小，向四周膨出，椎间隙变窄，继而出现椎体前后缘与钩椎关节的增生，小关节关系改变，椎体半脱位，椎间孔变窄，黄韧带肥厚、变性及项韧带钙化等一系列改变。椎体增生的骨赘可引起周围膨出的椎间盘、后纵韧带、关节囊的反应充血、肿胀、纤维化、钙化等，共同形成混合性突出物。当此类劳损性改变影响到颈部神经根、脊髓或主要血管时，即可发生一系列相应的症状和体征。轻微外伤和受风着凉可诱发本病。本病属于中医"痹证""痿证""项强""眩晕"等范畴。

一、颈型颈椎病

颈型颈椎病（cervical spondylosis of cervical type）多由外感风寒湿邪、长期慢性劳损，或姿势不正确导致气血运行不畅，筋脉不通所致，是所有颈椎病类型中发病率较高，也是出现较早的一种类型。

诊断要点：①有慢性劳损；②颈背部疼痛酸胀；③颈背部活动受限，病变颈椎棘突及两侧或患侧肩胛内上角压痛，椎间孔挤压试验及臂丛神经牵拉试验阴性；④X线示颈椎曲度消失，椎间关节不稳，骨质增生；⑤排除颈椎肿瘤、颈部外伤、风湿性肌炎等。

鉴别诊断：颈筋膜炎。此病是由多种因素导致颈部筋膜肌肉内出现微循环障碍，组织渗出、水肿、纤维性变而形成的一种非特异性无菌性炎症，以颈肩部疼痛、僵硬、运动功能障碍和软弱无力为特征，X线片检查可有或无颈椎骨质及结构的改变。

治疗方法一

【穴位选择】天窗穴。

【药物组成】地塞米松注射液5mg、维生素B_{12}注射液0.25mg。

【并用疗法】无。

【用法】注射针头垂直缓缓刺入患侧天窗穴约1.5cm，避开颈动脉，待出现酸胀等针感时缓慢注入药液，每日1次，连续10日为1疗程。

【取穴意义】天窗穴属手太阳小肠经，主治头痛，颈项强直，枕大、枕小神经痛等病。它的深部靠近颈丛神经，布有颈皮神经，正处耳大神经、枕小神经之发起部，将地塞米松注射液加维生素 B_{12} 注入天窗穴，药液刺激穴位可缓减病变部位的肌肉紧张，通经活络，行气止痛。地塞米松能消除颈丛神经及周围组织的炎症、水肿；维生素 B_{12} 能营养颈丛神经，促进局部新陈代谢。药物和穴位二者协同作用能使颈部疼痛、僵硬感等症状体征消失或减轻，达到提高临床疗效的目的。

【出处】林超群，卢虹．天窗穴穴位注射治疗颈型颈椎病疗效观察［J］．川北医学院学报，2003，18（2）：84-85.

治疗方法二

【穴位选择】颈夹脊穴（双侧）、肩井、大椎、大杼、天宗、肩贞、肩髃、肩外俞、阿是穴及阳性反应点。

【药物组成】医用臭氧水，浓度 23μg/mL。

【并用疗法】无。

【用法】除颈夹脊双侧取穴外，其余取患侧穴位，每次取 5~7 个穴位，每穴位注射 2mL 臭氧水，5 日治疗 1 次，3 次为 1 疗程。

【取穴意义】依据中医经络"腧穴所在，主治所在。经络所过，主治所及"理论，选取颈肩部相应穴位。将针刺、药物、经穴三者相结合，发挥药物和经穴的综合效应，作用迅速、持久。通过穴位注射刺激中枢，激发神经元的活动，释放多种止痛的神经介质（5-羟色胺、内源性吗啡物质），解除平滑肌的痉挛，起到舒筋活络、行血止痛的作用。

【出处】仝冬利，赵修照．穴位注射臭氧水治疗颈型颈椎病疗效观察［J］．中医临床研究，2016，8（23）：99-100.

治疗方法三

【穴位选择】夹脊穴、大椎、肩井、风池、阿是穴（压痛点）。

【药物组成】野木瓜注射液 2mL、维生素 B_{12} 注射液 1mL、利多卡因注射液 2mL。

【并用疗法】电针治疗：取病变部位颈夹脊穴、大椎、肩井、风池、后溪、悬钟、压痛点。用 1.5 寸毫针刺入穴位,得气后施以平补平泻手法,然后在主要穴位上接通电针仪,留针 40 分钟。每日 1 次,10 次为 1 疗程。

【用法】每次选 4~5 穴,每穴注射药物 0.5~1.5mL,以上穴位交替使用,每日 1 次,10 次为 1 疗程。

【取穴意义】依据中医经络理论"腧穴所在,主治所在。经络所过,主治所及"的原则,选取颈部相应病变夹脊穴、阿是穴。《灵枢·经脉》曰:"膀胱,足太阳之脉……夹脊抵腰中,其支者,从髆内左右别下贯胛,挟脊内。"华佗夹脊与督脉之别相邻,与足太阳膀胱经气相通,可起到疏通局部经络、通阳行血的作用。此外,根据脊柱平衡理论,针刺夹脊穴位可以改变骨节的应变能力,使之重新建立平衡。风池是搜风要穴,又是手足少阳经、阳维脉的会穴,主治颈、项、头、耳、眼的疾患,是治疗颈项疾病的要穴。大椎属于督脉,为手足三阳经合督脉七脉之会,刺之能激发诸阳经经气,通阳活血。后溪为八脉交会穴之一,通于督脉,刺之能舒筋通络。以上各穴合用,各奏其效,则颈项疾病可除。野木瓜注射液活血化瘀,舒经活络,缓解局部肌肉痉挛,减轻疼痛;维生素 B_{12} 注射液参与神经细胞代谢;利多卡因注射液解除肌肉和血管痉挛。上述诸药注入穴位,发挥对穴位的渗透刺激作用,与注射时的针刺相结合,共同发挥综合效能。

【出处】贾琪,何晓华.电针配合穴位注射治疗颈型颈椎病 [J].中医临床研究,2016,8(7):36-37.

二、神经根型颈椎病

神经根型颈椎病(cervical spondylotic radiculopathy)是指颈椎间盘退行性及继发性病变刺激或压迫神经根而引起的一系列症状和体征的综合征,是颈椎病分型中最为常见的一型。其临床表现以受压神经根支配区域的放射痛、麻木感最为典型,有时可因颈部活动和姿势改变,使疼痛和麻木感加重。中医病机是由于工作姿势、生活习惯、劳损或肝肾不足,精血不能濡养筋骨致局部脉络空虚,复感风寒湿邪,使营卫气血不和,经脉闭塞不通,从而产生项背部不适或疼痛等一系列临床症状。其病位在颈部筋骨,与督脉、手足太阳、少阳经脉关系密切。

诊断要点:①具有较典型的根型症状(手臂麻木、疼痛),且范围与颈脊神经所支配的区域相一致;②压颈试验或臂丛牵拉试验阳性;③影像学(X线、CT、核磁共振)所见与临床表现相符合;④痛点封闭无显效(诊断明确者可不做此试验)。

鉴别诊断：①胸廓出口综合征、肘管综合征、尺管综合征等。这些综合征的发生均有局部的骨性和纤维性嵌压神经的因素，凭借仔细体检和影像学分析以及 EMG 检查可以确定。②肩周炎。本病多发于 50 岁左右者，疼痛主要在肩部，症状向远端蔓延但不超过肘关节，没有麻木感，无肌力减退。

治疗方法一

【穴位选择】风池、肩井、天鼎、天宗、曲池，根据症状不同，选择不同的夹脊穴（肱二头肌及拇指疼痛麻木，选颈 5 夹脊穴；肱三头肌及食指、中指疼痛麻木，选颈 6 夹脊穴；小指、无名指疼痛麻木，选颈 7 夹脊穴；尺侧腕上区疼痛麻木，选胸 1 夹脊穴）。

【药物组成】医用臭氧水，浓度为 $23\mu g/mL$。

【并用疗法】无。

【用法】刺入穴位有酸胀感后，回抽针芯无回血或脑脊液，缓慢注入医用臭氧水，双侧穴位注射，每穴 5mL，注意询问患者有无异常不适。每日 1 次，连续 10 日。

【取穴意义】中医学认为颈椎病属于"项痹""项强"的范畴，《素问·痹论篇》指出："风、寒、湿三气杂至，合而为痹。"《类证治裁·痹论》言："诸痹……良由营卫先虚，腠理不密，风寒湿乘虚内袭。正气为邪所阻，不能宣行，因而留滞，气血凝涩，久而成痹。"中医治疗该病以"活血化瘀，疏通经络"为法，多选用颈夹脊穴。颈夹脊穴是督脉和足太阳膀胱经经气重叠覆盖之处，能起到较好的调整阴阳的作用，刺激颈夹脊穴能改善局部微循环，纠正缺血缺氧，缓解肌肉痉挛，具有较好的活血通络、祛风化湿等功效；同时配合足少阳胆经风池、肩井，手太阳小肠经天宗，手阳明大肠经天鼎、曲池可以疏通局部气血，通则不痛，从而实现治疗疾病的目的。医用臭氧水穴位注射既能够发挥医用臭氧水的抗炎、镇痛作用，又能有效地结合腧穴和针刺作用，实现"针、药、穴"三者结合的药效成倍扩张效应。

【出处】田明月，张欣，周龙友，等. 医用臭氧水穴位注射治疗神经根型颈椎病的临床观察［J］. 中医临床研究，2020，12（9）：128-130.

治疗方法二

【穴位选择】颈百劳、颈夹脊穴。

【药物组成】甲钴胺注射液 0.5mg。

【并用疗法】针刺：颈夹脊穴（常用双侧 $C_{5~7}$）、颈百劳（双侧）、大杼、大椎、曲池、手三里、外关、后溪。除大杼穴外，各穴施以大幅度的捻转补泻手法，每次每穴 2 分钟，颈夹脊、手三里、外关行提插泻法，使患侧上肢抽动 1~2 次，留针 20 分钟。每日 1 次，10 次为 1 疗程，疗程间隔休息 5 日，共治疗 2 疗程。

【用法】患侧取穴，每次选 2~3 穴，每穴注入 0.2~0.3mL，每日 1 次，10 次为 1 疗程，疗程间休息 5 日，共 2 疗程。

【取穴意义】颈百劳穴为治疗颈肩部劳损常用的经外奇穴，针刺可缓解颈部一切劳损。穴位注射取颈百劳，可以疏通督脉及太阳经脉经气，通经活络，行气活血，改善局部微循环，具有调节神经、血管功能的作用，还可解除痉挛，消除炎症，减轻或解除神经根刺激症状。

【出处】张浩，吴耀持，沈丽华，等．穴位注射颈百劳穴为主治疗神经根型颈椎病临床研究［J］．上海针灸杂志，2016，35（10）：1238-1241.

治疗方法三

【穴位选择】颈夹脊穴、风池穴、大椎、天柱、后溪穴。

【药物组成】复方香丹注射液 6mL、利多卡因注射液 1mL、地塞米松注射液 1mL。

【并用疗法】无。

【用法】每次取上述穴位中按压酸胀感强烈的穴位，每穴注射 1mL。隔日 1 次，6 次为 1 疗程。

【取穴意义】夹脊穴位于脊椎棘突下两侧，与督脉、膀胱经伴行，经脉所过，主治所及。颈部夹脊穴已成为治疗颈椎病的主穴，特别是对缓解神经根性颈椎病肩臂疼痛等症状有明显效果。根据现代解剖学，夹脊穴深部是脊神经出口的位置，在病变的颈椎脊柱节段，定位针刺和穴位注射相应的夹脊穴，更能体现"直达病所"的理论，加之药物的注射，可扩张血管，营养神经，刺激了相应的神经根，使受压的神经根相应节段水肿消除，痉挛解除，从而改善局部的微循环，使局部临床症状减轻或消失，充分发挥了穴位注射（针刺）的机械性刺激作用和药物的药理作用。

【出处】陈桢艳，唐晓风，徐来，等．中药穴位注射治疗神经根型颈椎病的临床镇痛观察［A］．中国针灸学会．新时代新思维新跨越新发展——2019中国针灸学会年会暨40周年回顾论文集［C］．中国针灸学会：中国针灸学会，2019：5.

三、椎动脉型颈椎病

椎动脉型颈椎病（cervical spondylosis of vertebral artery type）临床以眩晕、头痛、颈痛、恶心、呕吐、耳鸣、猝倒为主要表现，部分严重患者可发展为缺血性卒中。中医学认为，椎动脉型颈椎病属"项痹""眩晕"范畴，为本虚标实证。《丹溪心法》曰"无痰不作眩"；《景岳全书》谓"眩晕一证，虚者居其八九，而兼火兼痰者，不过十中一二耳"；《诸病源候论》曰"风头眩者，由血气虚，风邪入脑"。气血不足，肝肾亏虚，阴虚阳亢，肝阳夹风夹痰上扰脑络，而致眩晕。历代医家认为，经络辨证对治疗椎动脉型颈椎病很关键，并强调选督脉、膀胱经、胆经、肝经及肾经经穴的重要性。

诊断要点：①与体位有关的头晕、头痛、耳鸣等症状，颈部旋转或后伸所导致的一过性眩晕，伴随恶心呕吐，甚至突发晕厥；②椎间孔压迫试验阳性，臂丛神经牵拉试验阳性，颈椎局部压痛，椎体排列欠佳；③影像学显示节段性颈椎结构不稳定或钩椎等小关节骨质增生；④经颅多普勒（TCD）示椎-基底动脉血流速度减缓。

鉴别诊断：本病鉴别诊断较为困难，应仔细分析，需与前庭疾患、脑血管病、眼肌疾患等相鉴别，应排除梅尼埃病。颈椎动力位片示颈椎不稳，椎动脉造影或磁共振成像椎动脉显影（MRA）显示椎动脉狭窄、迂曲或不通等，可作为椎动脉型颈椎病诊断的参考。

治疗方法一

【穴位选择】改良风池穴。

【药物组成】黄芪注射液。

【并用疗法】无。

【用法】垂直头皮进针直至颅骨，回抽无血，稍退针于头皮软组织内，患者自觉进针部位胀痛感明显即为注射部位，注射 2mL。推注过程中如患者自觉注射部位胀痛难忍应立即停止注射，注射完毕局部按摩帮助药物扩散减轻胀痛症状，嘱患者卧床休息 30 分钟以上，确定行走无异常时方可结束诊疗。每日 1 次，两侧交替，连续 5 次。

【取穴意义】风池穴穴位注射一直是临床常用治疗椎动脉型颈椎病的手段，但其治疗效果不确切。改良风池穴为风池穴外侧旁开约半横指处，亦可取相应侧乳突下（翳风穴）与枕骨隆凸下（风府穴）连线中点处。改良风池穴穴位注射过程中患者胀痛感觉较风池穴穴位注射更明显，甚至不能完成推注 2mL 注射剂量而需退针，注射后部分患者即刻可出现视物明显清晰，休息后自觉头脑清晰，感觉良好。结合局部解剖，这应与此穴位更靠近枕动脉，刚好位于枕大、枕小神经之间，故影响范围更大有关。治疗过程中，此种现象的出现往往直接提示患者后期治疗效果良好。

【出处】唐炳魁．改良风池穴穴位注射治疗椎动脉型颈椎病 50 例临床观察［J］．湖南中医杂志，2020，36（3）：70-71.

治疗方法二

【穴位选择】主穴：风池、天柱、颈椎夹脊、大椎及阿是穴；辅穴：太冲、太溪、足临泣。

【药物组成】医用臭氧水，浓度 23μg/mL。

【并用疗法】颈部功能锻炼：①立姿，患者双手拇指顶住自己下颚，头颈部慢慢往后仰，保持后伸状态；②一手绕过头顶，置于对侧耳部，来回向左、向右方向扳动头颈部；③双手十指交叉环抱头枕部，反复用力将头颈向上、向前拔伸；④双上肢上举并稍外展，同时顺时针或逆时针环旋头颈部。以上每个动作反复 5~10 次，每日上、下午各锻炼 1 次。

【用法】每次随机选择 5 个穴（主穴 3~4 个，辅穴 1~2 个），取 23μg/mL 医用臭氧水 10mL，用普通 7 号针头垂直或倾斜迅速刺入穴位，用平补平泻法，上下提插 3~5 下，得气后回抽无血再注射，每穴 2~3mL。每周 2 次，治疗间隔至少 2 日，2 周为 1 疗程。

【取穴意义】主穴风池属足少阳胆经、阳维之会，是治疗眩晕要穴，息风止眩，益聪明目，调养气血，通经活络；天柱为足太阳膀胱经穴，清头散风；

大椎属手足三阳经、督脉交会穴，督脉"入属于脑"，疏风泄热；颈椎夹脊属经外奇穴，和阿是穴均能疏通经络，活血化瘀。主穴体现了"腧穴所在，主治所在"和"近端取穴"的精髓。太冲为足厥阴肝经输穴和原穴，镇肝息风，疏肝理气，平肝潜阳，为理气主穴，主治头晕、头痛等；足临泣属足少阳胆经穴、八脉交会穴，两穴合用增强平肝潜阳作用；太溪是足太阴肾经的输穴和原穴，滋阴益肾，滋水涵木。辅穴体现了"循经取穴"及"远端取穴"的思想。同时针对患者长期形成的颈椎不良体位和姿势进行宣教并纠正，结合颈部功能锻炼，充分牵拉颈肩部肌筋膜和活动关节，改善颈椎的动静力平衡，恢复颈椎内外源性稳定，解除或缓解椎动脉的压迫和刺激程度，从而进一步改善椎-基底动脉供血不足及前庭迷路缺血状态。

【出处】韦英成，吴肖梅，梁晓行，等. 医用臭氧水穴位注射治疗椎动脉型颈椎病的近期、远期临床疗效及对脑血流速度的影响［J］. 河北中医，2020，42（6）：922-926.

治疗方法三

【穴位选择】颈部夹脊穴、风池、肩井穴；头部双侧太阳、头维、印堂、百会。

【药物组成】丹参川芎嗪注射液。

【并用疗法】定位旋转手法：术者一手虎口扶于患者轻度错位的颈椎段，以该处颈椎旁凸起作为"固定点"，另一手抓住患者对侧腕部，缓缓用力向下推动，使患者颈部出现侧屈，之后慢慢复原。最后推拿患者项颈部10分钟左右。手法操作隔日1次，连续治疗2周。

【用法】每穴注射1mL，每2日1次，连续2周。

【取穴意义】椎动脉型颈椎病虽然表现为眩晕，但可归于中医理论的经筋病，颈椎活动受限，气血在筋骨间行走，筋骨僵硬则血运不畅，属于"筋出槽，骨错缝"状态。因此，椎动脉型颈椎病治疗的关键在于增强椎体稳定性、改善椎动脉血流等方面。丹参川芎注射液的川芎及丹参都具有活血化瘀、祛风理气、消炎止痛的功效。穴位注射可发挥药穴协同，改善机体功能状态，增强药物作用，取得更好的治疗效果。

【出处】王建华，张雅静，伏晓虎，等. 定位旋转手法联合丹参川芎注射液穴位注射治疗椎动脉型颈椎病40例［J］. 中国中医骨伤科杂志，2019，27

（10）：75-77.

四、脊髓型颈椎病

脊髓型颈椎病（cervical spondylotic myelopathy）主要因各种颈椎慢性劳损及颈椎发育畸形等引起颈椎间盘退行性改变，从而引发椎管狭窄、脊髓受压，引起颈髓局部缺血，表现为以慢性进行性四肢瘫痪为主要特征的脊髓病变。脊髓型颈椎病临床症状多且重，起病隐匿，多呈进行性加重发展，严重影响患者的身体健康及生活质量，故早发现、早诊断、早治疗尤为重要。目前多采用手术治疗，但手术治疗难度较大、损伤较重，远期效果不佳。所以对于神经症状不重、脊髓功能状态评分分值较高、椎管横断面积大于 70mm^2 的轻症脊髓型颈椎病患者，采用非手术治疗十分必要。中医学将脊髓型颈椎病归为"痿证""痉证"范畴，由长期劳累、外伤及肝肾亏虚等伤及颈部导致颈部气血不和所致。

诊断要点：①缓慢进行性双下肢麻木、发冷、疼痛，走路欠灵活、无力、打软腿、易绊倒，不能跨越障碍物；②休息时症状缓解，紧张、劳累时加重，时缓时剧，逐步加重；③晚期下肢或四肢瘫痪，二便失禁或尿潴留；④颈部活动受限不明显，上肢活动欠灵活，双侧脊髓传导束的感觉与运动障碍，即受压脊髓节段以下感觉障碍，肌张力增高，腱反射亢进，椎体束征阳性；⑤影像学检查：X 线摄片显示颈椎生理曲度改变，病变椎间隙狭窄，椎体后缘唇样骨赘，椎间孔变小，CT 检查可见颈椎间盘变性，颈椎增生，椎管前后径缩小，脊髓受压等改变，MRI 检查可显示受压节段脊髓有信号改变，脊髓受压呈波浪样压迹。

鉴别诊断：①肌萎缩侧索硬化症。本病多见于 40 岁左右的患者，发病突然，病情进展迅速，常以上肢运动改变为主，一般有肌力减弱，但无感觉障碍。肌萎缩以手内侧肌明显，并由远端向近端发展出现肩部和颈部肌肉萎缩，而颈椎病罕有肩部肌肉萎缩，故应检查胸锁乳突肌和舌肌。肌电图（EMG）示胸锁乳突肌和舌肌出现自发电位。②脊髓空洞症。本病多见于青壮年，患者常有感觉分离现象，痛、温觉消失，触觉及深感觉存在。因关节神经营养障碍，无疼痛感觉，出现关节骨质破坏。MRI 示脊髓内有与脑脊液相同之异常信号区。

治疗方法一

【穴位选择】曲池、手三里、合谷、内关、外关、足三里、上巨虚、下巨虚、承山、委中等。

【药物组成】当归注射液 2mL、人胎盘组织液注射液 2mL、维生素 B_{12} 注射液 0.5mg。

【并用疗法】①点穴：在攒竹、印堂、上星、太阳、百会、风池、风府、大椎、胸 1~7 的夹脊穴、颈部阿是穴上施以点、按、揉等手法；在双侧合谷、手三里、肩髃、曲池、内关、外关、足三里、上巨虚、下巨虚、梁丘等穴上施以点、按、揉、拿等手法。重点在阳明经穴，时间约 10 分钟。每日 1 次。②松解：患者取仰卧位或俯卧位，在头面、颈项、肩背、四肢部上施以一指禅推法及按、揉、拿、摇等法，在有筋结或条索状物的部位以及肌肉萎缩部位重点施术，松解时间约 15~20 分钟，每日 1 次。③拔伸牵引旋转复位法：上述松解手法完毕后，嘱患者取仰卧位，肩部与治疗床头相平，头伸出床头外，术者立于床头，前弓后箭步，一手托住枕颈部，虎口向外，一手屈腕成抱掌，环扣下巴处（小鱼际肌接触下巴），助手双手扶拉患者双肩，术者与助手同时用力，方向相反成拔伸牵引状，力量以术者牵拉患者有移动感为宜。拔伸时，若患者颈椎生理曲度加深，宜上抬患者头部 10° 左右；若患者生理曲度变直或反张，宜下压患者头颈 10° 左右。拔伸牵引 2~3 分钟后，术者力不减，向左向右旋转患者头颈部 30°，可闻及"咯噔"声，但切忌追求"咯噔"声，以患者舒适为宜。每周拔伸旋转牵引复位 2~3 次，每次复位后，在患者颈肩背部行拿、揉、按法以巩固复位效果。

【用法】上述双侧穴中任选 2~3 穴进行注射，每日 1 次，2 周后隔日 1 次，3 周为 1 疗程，1 疗程后暂停 1 周，再进行下 1 疗程，共 2 疗程。

【取穴意义】本病属中医学"痿证"范畴，缘于湿邪浸淫，气血不运，或脾胃亏虚，精微不输或肝肾亏虚，髓枯筋痿之故。治疗宜滋补肝肾，壮筋骨，健脾胃，祛湿通络。在头面、颈项肩背上的太阳膀胱经、督脉经上取穴，取其振奋阳气、温通经脉之功，以温煦脾胃、筋骨；在四肢部取阳明经穴为主，取其"治痿独取阳明"之意，达到调理脾胃、祛湿、促进气血生化之功，以濡养筋骨，通经脉。在头面、颈项肩背、四肢部上行点穴、一指禅推法、滚、按、揉、拿、点、摇等松解法起到祛湿、通经脉的作用。手法治疗脊髓型颈椎病有一定风险，手法前须详细查体评估排除禁忌证，需专业医师方可实施，确保安全。

【出处】刘承卫. 手法配合穴位注射治疗脊髓型颈椎病 26 例 [J]. 广西中医药，2000，23（6）：11-12.

治疗方法二

【穴位选择】病变部位颈夹脊穴。

【药物组成】当归注射液 2mL、弥可保注射液 2mL。

【并用疗法】针刺：上肢麻木者选取肩三针、曲池、手三里、合谷；下肢不适者取环跳、风市、阴市、阳陵泉、委中、悬中、三阴交等穴。针刺后接电针治疗仪刺激 30 分钟，每日 1 次，10 次为 1 疗程，共 3 疗程。

【用法】双侧各取穴 2 个，每穴 1mL，每日 1 次，10 次为 1 疗程，共 3 疗程。

【取穴意义】颈夹脊其内夹督脉，外邻膀胱经，是督脉和足太阳经经气重叠覆盖之处，能疏通督脉和膀胱经的气血，具有调控督脉和足太阳经的重要作用。颈夹脊穴穴位注射可通达二经经气，疏通经络，活血化瘀；且颈夹脊穴靠近脑部，针之可疏导脑部经气。通过穴位注射药物可以直达病所，使局部症状迅速改善，且有利于局部无菌性炎症的吸收，起到消除或减轻炎症对神经根刺激的作用。当归注射液具有扩张血管、镇静、镇痛、抗炎、增强免疫、调节神经系统的作用；甲钴胺注射液不仅对核酸、蛋白质的代谢具有促进作用，还可以营养神经，刺激相应的神经根，消除神经根部水肿，解除痉挛，从而改善局部微循环，使局部临床症状减轻或消失，充分发挥针刺的机械性刺激作用和药物的药理作用。

【出处】张荣伟. 穴位注射联合电针治疗脊髓型颈椎病 60 例 [J]. 浙江中医杂志，2018，53（4）：275.

治疗方法三

【穴位选择】病变节段颈夹脊穴。

【药物组成】灯盏细辛注射液 2mL、0.9%氯化钠注射液 2mL。

【并用疗法】丹红注射液 20mL 加入 0.9%氯化钠注射液静脉滴注，1

次/日。

【用法】每穴注入药液2mL，每日1次，2周为1疗程。

【取穴意义】穴位注射可改善颈部肌肉紧张状态，纠正颈部小关节紊乱，改善局部组织血液循环与缺氧状态，减轻脊髓压迫，缓解临床症状。穴位注射在穴位刺激同时配合活血化瘀、通络止痛的药物注射，可直接作用于颈椎局部，直接发挥药物功效，增强穴位刺激效果。灯盏细辛注射液具有活血祛瘀、通络止痛的功效。通过穴位刺激及穴位注药，一方面针刺穴位疏通经络，使气血运行正常，另一方面引药入穴，增强针刺效果。

【出处】张文雄，李涛. 灯盏细辛穴位注射联合丹红注射液静脉滴注治疗脊髓型颈椎病38例［J］. 中国药业，2015，24（22）：184-186.

第五节　颈肩综合征

颈肩综合征（neck-shoulder syndrome）是一种以颈、胸椎关节失稳及其周围肌肉、韧带劳损所造成的颈后、肩背部疼痛不适甚至颈部活动受限等一系列症状的一种病证，是以颈项背部的无菌性炎症引起颈肩部酸麻、胀痛症状的总称。颈肩综合征包括了颈性颈椎病、颈椎小关节错位、肩背部肌筋膜炎等病。这类患者又往往同时伴有胸椎上端关节的失稳或小关节错位，所以又与颈椎病不同。本病在中医学属"痹证""筋痹"范畴，在内多因正气不足，筋脉失养，"不荣则痛"；或外因姿势不当，感受风寒，导致颈部气血不和，筋脉拘急，经络阻滞，"不通则痛"。

诊断要点：①多发于40岁以上的中老年人；②颈项肩臂部僵硬疼痛。呈放射性间歇性发作，夜间尤甚，压痛点多位于风池穴、棘突、脊旁、肩胛内上角等处；③病程在3个月以上者多形成肩关节粘连，出现不同程度的功能障碍；④椎间孔挤压试验及臂丛牵拉试验均阳性；⑤X线片检查示颈椎生理曲度改变、颈椎失稳、椎间孔变小、钩椎关节增生等。

鉴别诊断：①肩周炎。本病多发于50岁左右，女性多于男性，肩关节周围疼痛，可伴背部、上臂痛，肩盂、结节间沟、三角肌起点有压痛点，肩关节活动受限，外展、内外旋受限明显，患肢无感觉、肌力和反射异常。②胸廓出口综合征。尺神经受压表现为手部麻木不适，以尺侧为重。手尺侧及前臂内侧皮肤感觉减退或消失，亦可见皮肤过敏现象，手内肌萎缩，以第一背侧骨间肌最为明显。手指内收、外展动作受限；臂丛下干受压，手部精细活动丧失；有交感神经异常表现，前臂怕冷、苍白、紫红，情绪不稳等。③进行性肌萎缩。这是一组由遗传因素所致的原发性骨骼肌疾病，其临床主要表现为缓慢进行的肌肉萎缩、肌无力及不同程度的运动障碍。

治疗方法一

【穴位选择】阿是穴，病灶相应节段的夹脊穴、肩外俞、肩贞、天宗、秉风等穴及邻近的部位。

【药物组成】当归注射液 4mL、维生素 B_{12} 注射液 500μg。

【并用疗法】针灸颈 2~7 夹脊穴。

【用法】每穴 0.5mL，隔日 1 次，10 次为 1 个疗程，针灸及穴位注射两种疗法交替（隔日）应用。

【取穴意义】通过针灸和穴位注射刺激夹脊穴位后，能振奋体内阳气，达到温经散寒、通络止痛及调节脏腑功能等作用。局部穴位注射当归注射液、维生素 B_{12} 可抑制炎性渗出，改善局部血运，使疼痛及其他症状缓解、消失。加用针灸刺激夹脊穴能使体内产生红外辐射、微粒子流、电磁及多种内源性药物因子等物质，使人体线粒体的过氧化氢酶活性增加，增强细胞的新陈代谢，促进细胞合成，提高白细胞的吞噬作用以及增加血浆中脑腓肽含量，从而达到消炎镇痛的作用。

【出处】李春颖，马春华，卢金荣，等．穴位注射与针灸治疗颈肩综合征 260 例临床观察 [J]．哈尔滨医药，1996，16（3）：54-55.

治疗方法二

【穴位选择】①主穴：颈夹脊、阿是穴；②配穴：曲池、肩贞、肩髎。

【药物组成】健骨注射液。

【并用疗法】无。

【用法】每穴注药 1mL，隔日 1 次，5~7 次 1 疗程，一般 1~3 疗程。

【取穴意义】夹脊穴为督脉及膀胱经所布之处，针之可调督益阳，疏通气血；依据中医经络"腧穴所在，主治所在。经络所过，主治所及"理论，选取上述穴位予以穴位注射。

【出处】贾春生，尹宝光．特色穴位注射疗法——健骨注射液的应用技术（疼痛篇）［M］．北京：中医古籍出版社，2018：133-136.

治疗方法三

【穴位选择】风池、天柱、肩井、颈部相应夹脊穴、阿是穴。

【药物组成】当归注射液 2mL、维生素 B_{12} 注射液 500μg、1% 利多卡因注射液 1mL。

【并用疗法】温针灸。

【用法】每次取 2 穴，每穴 2mL，5 次为 1 疗程，疗程间隔休息 2 日，连续 2 疗程。

【取穴意义】《针灸甲乙经》云："风池，主颈痛，项不得顾。"是治疗颈项肩痛的要穴，且风池能治一切风疾，疏风祛邪之效显著，也是治疗痹证的要穴，故以风池为治疗本病的主穴。天柱穴之浅层为斜方肌的起点，深层为头半棘肌；肩井穴深层为肩胛提肌、冈上肌，皆位于颈肩部，两穴配合主治颈项肩背诸疾。《新铸铜人腧穴针灸图经》认为天柱穴主治"颈项筋急，不得回顾"，《太平圣惠方》记载肩井主治"头项不得回顾，背膊闷"。颈夹脊穴可改善局部微循环，调节神经血管功能，也是治疗本病的重要穴位。阿是穴斜刺，直达病所，并依《内经》傍针刺之意，左右一寸各加刺一针，以增强通达局部气血效果，诸穴配合，以冀速效。穴位注射则加强通经络、活气血效果，且穴位注射兼具针刺与药物治疗的双重功效，疗效更加快捷、巩固。

【出处】张小云，徐庆丰．针灸加穴位注射治疗颈肩综合征 68 例［J］．浙江中医学院学报，2004，28（3）：50.

第十一章　肩部疾病

第一节　肱二头肌长头肌腱炎

肱二头肌长头肌腱炎（tendinitis of long head of biceps brachii）是指肱二头肌腱发炎粘连，肌腱滑动发生障碍的病证。主要临床特征是肱骨结节间沟部疼痛、压痛明显，肩关节活动受限。本病属于中医"痹病""伤筋"范畴，多因外伤劳损或风寒侵袭肩部，损及经脉，经气不利，阻痹气血，气滞血瘀，不通则痛。肱二头肌长头肌腱炎发病率较高，好发于40岁以上的患者，多因外伤或劳损后急性发病，若不及时治疗，可发展成冻结肩。

诊断要点：①多数为慢性劳损或有外伤史；②肩关节前方疼痛，肩上举或后伸常有疼痛，穿衣、脱衣困难；③肩关节外展、后伸及旋转活动受限且有疼痛；④肱骨结节间沟及喙突附近压痛明显；⑤抗阻力试验表现无力或疼痛加重；⑥肩部 X 线片无骨关节改变。

鉴别诊断：肩周炎。本病好发年龄在50岁左右，女性发病率略高于男性，多见于体力劳动者。临床表现为肩部疼痛、怕冷、压痛，肩关节活动受限，肌肉痉挛与萎缩。

治疗方法一

【穴位选择】肩后、肩髃、肩前、曲池、肩井、天宗。

【药物组成】2%利多卡因 3mL、醋酸泼尼松龙注射液 1.5mL、维生素 B_1 注射液 100mg、654-2 注射液 5mg。

【并用疗法】针灸：患侧尺泽、曲泽、曲池、内关、合谷穴，行平补平泻手法，留针 30 分钟，并行艾条灸。

【用法】上述混合液于肩后、肩髃、肩前，每穴均 2mL；曲池、肩井、天宗，每穴各 1mL。每日针灸 1 次，5 次为 1 疗程，1 疗程内加穴位注射 1 次，疗程间休息 2 日。穴位注射间隔时间为 5 日~7 日。

【取穴意义】肱二头肌腱周围有尺动脉、桡动脉、肘正中神经和桡神经深支通过，当上肢劳累或受外伤（扭伤、摔伤等）后，肱二头肌腱可发生无菌性炎症，出现充血、水肿，从而导致周围血管、神经受压而发生血液循环受阻，造成手指麻木、无力、皮肤温觉下降等症状。针灸加药物穴位注射，可加速局部充血、水肿的吸收，改善局部与手臂毛细血管的血液循环，使神经、肌肉得养，挛缩得以缓解，从而达到通络止痛、舒筋活血的目的。

【出处】薛其春. 针灸加穴位注射治疗肱二头肌腱炎 30 例 [J]. 上海针灸杂志，2003，22（10）：42.

治疗方法二

【穴位选择】主穴：阿是穴；配穴：肩前、肩髃、天府、巨骨、曲池等。

【药物组成】健骨注射液。

【并用疗法】无。

【用法】阿是穴及配穴中任选 3 个穴位，每穴注药 1mL。隔日 1 次，5 次为 1 疗程，疗程间隔 5 日，一般 1~2 疗程。

【取穴意义】肱二头肌长头肌腱炎主属手太阴肺经、手阳明大肠经。根据中医"筋脉所过，主治所及"的理论，取经过患肩的肩前、肩髃、天府、巨骨、曲池进行治疗，能够起到解痉止痛、调和气血、舒经活络的效果。

【出处】贾春生，尹宝光. 特色穴位注射疗法——健骨注射液的应用技术（疼痛篇）[M]. 北京：中医古籍出版社，2018：164-166.

治疗方法三

【穴位选择】阿是穴、曲池、手三里。

【药物组成】丹参注射液 2mL、10% 葡萄糖注射液 5mL。

【并用疗法】无。

【用法】上述混合液穴位注射，阿是穴注药 4mL，余穴各注药 1.5mL，3日 1 次，3 次为 1 疗程。

【取穴意义】肱二头肌长头肌腱炎的患者，其主观疼痛部位很大程度上提示了肌腱损伤部位，根据主观疼痛部位或损伤部位治疗也能达到比较好的治疗效果。这也为"以痛为腧"的阿是穴提供了理论依据，配合曲池、手三里穴的循经治疗作用，对肱二头肌长头肌腱炎具有良好的疗效。

【出处】徐汝德. 穴位注射千家妙方 [M]. 北京：金盾出版社，2007：285.

第二节　肩峰下滑囊炎

肩峰下滑囊炎（subacromial bursitis）系因肩部的急慢性损伤，炎症刺激肩峰下滑囊，从而引起以肩部疼痛和活动受限为主症的一种病证。中医认为本病因外伤并感受风寒所致。外伤、劳损、风寒侵袭肩部，损及经脉，经气不利，阻痹气血，气滞血瘀，不通则痛，属于中医"痹病""伤筋"等范畴。

诊断要点：①肩部有外伤、过度劳累或冈上肌肌腱病变等病史；②肩部疼痛，范围较广泛，昼轻夜重，甚则痛不能眠；③肩外形较圆隆、肿胀，滑囊积液较多者多在肩峰下可触及肿胀的滑囊；④肩关节外展和内旋活动受限；⑤X 线检查一般无异常改变，若是钙化性滑囊炎，可显示钙化影像。

鉴别诊断：①肱二头肌长头肌腱腱鞘炎：肩关节的正前方疼痛，肱骨结节间沟处压痛，肩关节内旋活动不受限。②肩关节周围炎：初病时一侧肩部酸痛，并可向颈部和整个上肢放射，日轻夜重，手臂上举、外旋后伸等动作均受限制。③冈上肌肌腱炎：疼痛部位在肩外侧冈上肌止点处，肩关节外展的疼痛弧（60°~120°）是诊断本病的重要依据。

治疗方法

【穴位选择】主穴：阿是穴（囊肿局部）；配穴：肩髃、肩前、肩髎、肩井、臂臑穴等。

【药物组成】健骨注射液。

【并用疗法】无。

【用法】阿是穴和其他 3 个交替选择的配穴各注药 1mL，隔日 1 次，5 次1 疗程，一般 1~2 疗程。

【取穴意义】肩峰下滑囊位于三角肌下面与冈上肌上面，顶部和肩胛骨、肩峰、喙突紧密相连，底部与短小旋转肌及肱骨大结节连接。其主要功能在于保证肱骨大结节进行外展活动。一旦肩部遭受直接或间接外力撞击，即可致急性肩峰下滑囊炎，此外也可继发于慢性冈上肌肌腱炎，从而导致肩峰下肿痛、外展受限。从中医学角度分析，该病多因外伤或劳损导致局部气血瘀滞，经络不通。穴位注射可直达病所，直接作用于局部经脉，通经活络，疏散外邪。

【出处】贾春生，尹宝光. 特色穴位注射疗法——健骨注射液的应用技术（疼痛篇）[M]. 北京：中医古籍出版社，2018：161-163.

第三节　肩关节周围炎

肩关节周围炎（periarthritis of shoulder）又称肩周炎、粘连性肩周炎、五十肩、冻结肩、肩凝症、漏肩风等，是肩关节周围肌肉、肌腱、韧带、滑囊及关节囊等的慢性损伤性无菌性炎症，以活动时疼痛、肩关节活动功能障碍为其临床特点。该病属中医"痹证"的范畴。中医认为其病因病机为肢体筋脉失濡养，风、寒、湿邪乘虚侵袭，筋脉痹阻，气血瘀滞于肌肉、骨节，而引起肢体疼痛、肿胀、活动不利。

诊断要点：①常见于中老年人，多数为慢性，少数有外伤史；②肩部疼痛，活动加重，夜间加重，可放射到上臂，但无感觉异常；③肩关节活动受限，尤以外展、内外旋活动受限明显，肩前、肩后、肩外侧可有压痛，肩周肌肉痉挛或肌萎缩；④X线检查多为阴性，有时可见骨质疏松、冈上肌肌腱钙化等。

鉴别诊断：①肩袖损伤：有急性损伤史，以及重复性或累积性损伤史；肩前方疼痛，位于三角肌前方及外侧，急性期疼痛剧烈，呈持续性；慢性期呈自发性钝痛；主动肩上举及外展功能均受限；肩坠落试验、撞击试验、疼痛弧征、盂肱关节内摩擦音等阳性；核磁共振检查可以明确诊断。②冈上肌肌腱炎、肱二头肌肌腱炎、肩部滑囊炎等疾病：肩部疼痛范围不广泛，有局限性疼痛和压痛，肩关节活动多为单方向受限。③颈椎病：可出现一侧肩痛，肩关节活动功能多不受限，颈部活动时手有麻木感，通过神经牵拉挤压试验及影像学检查可以明确诊断。

治疗方法一

【穴位选择】曲池、肩后、肩前、肩髃、肩井、天宗。

【药物组成】曲安奈德混悬液 3mL、红花注射液 4mL、2% 利多卡因注射液 2mL。

【并用疗法】无。

【用法】上述混合液，肩后、肩髃、肩前每穴均 2mL，曲池、肩井、天宗，每穴各 1mL，每 7 日 1 次，4 次为 1 疗程。

【取穴意义】中医学认为，肩周炎的病因病机是风寒湿邪，痹阻经脉，致使经脉不通，不通则痛。通过将药液直接注入患部周围的穴位，使药物被病变处组织充分吸收，不仅能够起到长期刺激穴位的作用，还可以局部消炎、活血、镇痛、缓解肌肉紧张，分解粘连组织；曲池、肩后、肩前、肩髃、肩井、天宗诸穴可以疏经通络，行气活血。穴位注射药物可同时发挥穴位和药物效应，使药物能直达病灶，快速缓解肩部疼痛，有利于患者的主动锻炼活动，增大肩关节的活动范围，尽快恢复受限的活动功能。

【出处】夏毅，尤柱．穴位注射治疗重症肩周炎的疗效观察［J］.蚌埠医学院学报，2016，41（8）：1081-1083.

治疗方法二

【穴位选择】肩髃、曲池、肩髎、天宗、臂臑、合谷、外关、手三里。

【药物组成】臭氧水，浓度 23μg/mL。

【并用疗法】无。

【用法】患侧穴位，每穴 2mL，7 日 1 次，4 次为 1 疗程。

【取穴意义】根据中医"筋脉所过，主治所及"的理论，取经过患肩的肩髃、曲池、肩髎、天宗、臂臑、合谷、外关、手三里穴进行治疗，能够起到解痉止痛、调和气血、舒经活络的效果。医用臭氧水具有良好的镇痛、抗炎、杀菌效果，臭氧水在进入人体后，能够迅速作用于体内细胞，激活细胞内的磷酸戊糖代谢途径和糖酵解运行过程，使红细胞中的活性成分 2，3-DPG 水平增加，从而增加细胞氧供，提高氧气释放量，改善组织缺氧。

【出处】王静丽．臭氧穴位注射治疗肩周炎的疗效观察［J］.世界最新医学信息文摘，2015，15（81）：39，44.

治疗方法三

【穴位选择】肩前、臑俞、肩髃。

【药物组成】2%利多卡因注射液2mL、曲安奈德注射液2mL、0.9%氯化钠注射液6mL。

【并用疗法】无。

【用法】上述混合液穴位注射，肩前、臑俞、肩髃穴分别注射3mL、3mL、4mL，3~4日1次，连续3次为1疗程。

【取穴意义】选择肩前穴注射主治肩臂痛、臂不能举，臑俞穴主治肩臂疼痛、瘰疬之证，肩髃穴穴位注射则主要针对肩中热、肩冷、指臂痹痛、偏风、半身不遂、热风瘾疹、手臂挛痛、臂细无力、筋骨酸疼、风湿搏于两肩、四肢热。穴位注射可达通络止痛之效。

【出处】庄任.肩部穴位注射治疗肩关节周围炎随机平行对照研究[J].实用中医内科杂志，2017，31（8）：66-68.

第四节　冈上肌肌腱炎

冈上肌肌腱炎（supraspinatus tendinitis）又称冈上肌损伤、肩痛症、冈上肌综合征、肩外展综合征，是肩袖损伤类疾病中发病率较高者，早期有效的治疗冈上肌肌腱炎对预防和缓解肩袖损伤很有意义。本病在中医属于"痹病""伤筋""肩凝风"范畴，多因外伤或劳损致风寒湿瘀阻滞经络，或外伤、劳损伤及肩部，致经脉受损，经气不利，痹阻气血，气滞血瘀，不通则痛。

诊断要点：①多有轻微外伤史、受寒冷刺激史或劳损史；②以肩胛骨上方及肩外侧肱骨大结节处疼痛酸胀为主；③冈上窝内侧2/3有明显压痛（酸痛），肱骨大结节上方压痛、结节；④上臂外展至60°~120°范围时，肩部明显疼痛，超越这个范围时不再发生疼痛；⑤X线检查偶见冈上肌肌腱附着处骨面有钙化物沉着，部分患者有骨质疏松表现。

鉴别诊断：①粘连性肩关节滑囊炎：活动开始时不痛，外展70°以上出现疼痛，超外展则疼痛明显加重。②冈上肌肌腱断裂：断裂部位可触到凹陷，肩外展功能明显减弱或消失。如果帮助患肢外展至 60°以上后，患者能自动抬举上臂。③肩周炎：发病年龄一般在 50 岁左右，肩关节疼痛昼轻夜重，肩关节活动受限，肩关节外展的全过程都伴有明显的疼痛，肩关节周围有广泛的压痛。

治疗方法

【穴位选择】肩井、肩髃、肩贞、肩前、肩髎穴及阿是穴［肩部冈上窝和（或）冈上肌止点肱骨大结节等处疼痛或压痛点］。

【药物组成】复方麝香注射液、复方当归注射液。

【并用疗法】刃针治疗：患者取侧卧位，取冈上窝和（或）冈上肌止点肱骨大结节等处疼痛或压痛点，严格消毒之后刺入痛点，行纵行切割和横行切割并摆动，不断松解深入直达骨面，然后迅速出针，每周治疗 1 次。

【用法】上述混合液患侧穴位注射，每穴 1mL。术毕 TDP 治疗仪照射患处 20 分钟，结束后协助患者向各个方向被动活动肩关节，并嘱患者在家常进行适度锻炼。每周治疗 2 次。

【取穴意义】阿是穴注射可激发经络之气血，起到鼓动气血、活血通络、消肿止痛等作用；依据中医经络"腧穴所在，主治所在。经络所过，主治所及"理论，选取上述穴位予以穴位注射。麝香辛温，气极香，走窜之性甚烈，可行血中之瘀滞，开经络之壅遏，具活血通经止痛之效；当归辛行温通，为活血行气之要药。经现代科技制成的复方麝香注射液、复方当归注射液行气活血，疏经通络，具有更强的扩张外周血管、抑制血小板聚集和血栓形成、促血栓溶解、显著抗炎、镇痛、修复组织损伤等作用。两者配合有助于进一步解除软组织粘连、瘢痕，同时通过药物的作用，吸收炎性渗出，加强改善周围软组织的血液循环，更好地恢复肌肉与关节功能。而 TDP 照射可促进局部血液循环，松弛局部紧张痉挛的肌肉，缓解疼痛。肩部自主锻炼和被动锻炼是配合针刺治疗、促进肩关节功能早日恢复不可缺少的环节。

【出处】张焕强，王和生. 穴位注射联合刃针治疗冈上肌肌腱炎 25 例临床观察［J］. 河北中医，2014，36（11）：1682-1683+1700.

第五节　肩袖损伤

肩袖损伤（rotator cuff injury）是中老年和肩关节创伤中常见的肩关节疾患，肩袖损伤后患者常感肩外侧疼痛较甚，外展时疼痛加剧，肩部主动外展受限，肱骨大结节部有明显按压痛，有些患者在睡觉时会因为肩关节疼痛而痛醒。本病最典型的表现是肩关节疼痛及肩关节无力。肩袖由冈上肌、冈下肌、肩胛下肌和小圆肌组成，起于肩胛骨。肩袖可稳定肱骨头，帮助肱骨外旋，以及维持肩关节的密闭关节腔，有助于保持滑液营养关节软骨和预防继发性骨关节炎。肩袖肌的作用以冈上肌最为重要，也最容易损伤。本病在中医属于"痹病""伤筋"范畴，多因外伤或劳损致风寒湿瘀阻滞经络致病，或外伤、劳损伤及肩部，致经脉受损，经气不利，痹阻气血，气滞血瘀，不通则痛。

诊断要点：①外伤史：急性损伤、重复性或累积性损伤。②疼痛与压痛：常见部位是肩前方痛，位于三角肌前方及外侧。急性期疼痛剧烈，呈持续性；慢性期呈自发性钝痛，夜间症状加重。压痛点多见于肱骨大结节近侧，或肩峰下间隙部位。③功能障碍：肩袖大型断裂者，主动肩上举及外展功能均受限。④肌肉萎缩：病史超过 3 周者，肩周肌肉有不同程度的萎缩，以三角肌、冈上肌及冈下肌较常见。⑤特殊体征：肩坠落试验、撞击试验、疼痛弧征等阳性，盂肱关节内摩擦音。⑥磁共振检查：提示肩袖损伤。

鉴别诊断：肩周炎。肩袖损伤后如果没有得到及时有效的治疗或诊治不当，容易引起肩关节粘连而造成继发性肩周炎，极易误诊。两者的共同点是活动受限和疼痛。不同点是肩周炎夜间痛甚，活动到受限角度后疼痛加剧，不能活动，无法达到正常角度，病史一般不会超过 2 年。肩袖损伤急性期过后如没形成粘连，不做主动运动时一般不会疼痛，但有上肢无力。

治疗方法一

【穴位选择】主穴：阿是穴；配穴：肩井、肩髃、肩髎、肩前、肩贞、臂臑、天宗、手三里等。

【药物组成】健骨注射液。

【并用疗法】无。

【用法】阿是穴注入药量 1mL，配穴一般选 3 个，每穴注药 1mL。隔日 1 次，5 次为 1 疗程，疗程间隔 5 日，一般 1~2 疗程。

【取穴意义】按肩关节疼痛部位及活动受限等情况及经络循行分布间的关系进行辨经分型。肩袖损伤局部疼痛常见部位是肩前方痛，位于三角肌前方及外侧。中医辨经辨证主属手阳明大肠经、手太阳小肠经、手少阳三焦经。穴位注射法能直达病灶，很快缓解肩部疼痛，有利于患者的主动锻炼活动，增大肩关节的活动范围，尽快恢复受限的活动功能。

【出处】贾春生，尹宝光．特色穴位注射疗法——健骨注射液的应用技术（疼痛篇）［M］．北京：中医古籍出版社，2018：167-170．

治疗方法二

【穴位选择】阿是穴。

【药物组成】普鲁卡因注射液、维生素 B_6 注射液、维生素 B_{12} 注射液。

【并用疗法】针刺。选穴：肩髃、肩前、肩髎、肩井、臂臑、阿是穴。辨证选穴：寒湿者加腰阳关，血瘀者加膈俞及委中刺络放血，肾虚腰痛者加肾俞、命门、志室。

【用法】上述混合液 2mL，每周 1 次，连续 4~5 次。

【取穴意义】针刺阿是穴、肩髃、肩前、肩髎、肩井、臂臑，主要是近部取穴方法，即根据"经脉所过，主治所及"的原理。阿是穴即《内经》"以痛为腧"，能通经活络，在生理上具有沟通上下内外、将气血营养输布至全身的作用；在病理上又是病邪由表入里的传注途径。阿是穴注射可激发经络之气血，起到鼓动气血、活血通络、消肿止痛等作用；肩髃属于手阳明大肠经，有疏经通络、理气化痰的作用；肩前穴隶属奇穴，有通经活络之用；肩髎属手少阳三焦经，有祛风湿、通经络的作用；肩井是足少阳胆经的常用腧穴之一，是手足少阳、阳维之会，有祛风清热、活络消肿的作用；臂臑属手阳明大肠经，有通经活络、理气消痰化湿的作用。诸穴共奏通经活络、散寒化湿止痛之功。

【出处】万建华，李志明，刘梅英．痛点穴位封闭配合针刺治疗肩袖损伤疗效观察［J］．中国中医药现代远程教育，2017，15（18）：110-112．

第十二章　上肢疾病

第一节　肱桡滑囊炎

肱桡关节是肘关节的一个组成部分，是前臂行使旋转功能的重要关节，因创伤、运动等因素可导致其滑膜水肿、关节积液、关节软骨退变而出现疼痛和功能障碍等一系列症状。肱桡关节滑囊炎（bursitis of brachial‐radial joint）多见于以屈伸、旋转肘关节为主要活动的人群。其在临床上因为疼痛的部位、性质与肱骨外上髁炎相似，往往被误诊为"网球肘"。中医认为其是因外伤、劳损、风寒湿侵袭肘部，损及经脉，经气不利，气滞血瘀，不通则痛，属于中医"肘痹""伤筋"等范畴。

诊断要点：①有劳损、运动创伤史；②肱桡关节处肿胀、疼痛；③前臂旋后抗阻试验和腕背伸抗阻试验阳性。

鉴别诊断：肱骨外上髁炎。本病肘关节外侧疼痛，疼痛呈进行性加重；肘关节外侧压痛局限，握掌、伸腕及旋转动作可诱发或加重疼痛，前臂抗阻力旋后试验阳性。

治疗方法

【穴位选择】主穴：阿是穴；配穴：曲池、手三里、外关、合谷。

【药物组成】健骨注射液。

【并用疗法】无。

【用法】阿是穴及交替选择的 3 个配穴各注药 1mL，隔日 1 次，5 次 1 疗程，一般 1~2 疗程。

【取穴意义】肱桡滑囊炎是肱骨外髁、桡骨头、肱桡关节滑囊处无菌性炎症。中医认为是由劳伤气血、筋脉不和所致，故而施治原则以舒筋通络为主，取阿是穴穴位注射可活血、养筋止痛，取曲池、手三里、合谷穴，可疏通手阳明大肠经之经气，调和气血，使筋脉得养。

【出处】贾春生，尹宝光. 特色穴位注射疗法——健骨注射液的应用技术（疼痛篇）[M]. 北京：中医古籍出版社，2018：176-177.

第二节　肘管综合征

肘管综合征（elbow tunnel syndrome）是指尺神经在肘部尺神经沟处受到嵌压而产生的神经损伤症状和体征。本病在中医属"肘劳""筋伤"范畴，由外感风寒湿邪、肘部劳损等原因致使局部气血凝滞，脉络痹阻，经筋拘紧，活动不利。

诊断要点：①患者有慢性劳损史、肘关节外伤史和手术史；②发病多在50岁左右，男性多于女性，症状呈渐进性加重；③屈肘试验阳性：患者上肢自然下垂，检查侧上肢屈曲120°，保持3分钟出现或加剧尺侧一个半手指的麻木或异常感者为阳性；④在尺神经沟内可触及增粗的尺神经，肘部 Tinel 征阳性。肘管周围有压痛并可触及瘢痕组织；⑤肌电图检查和神经传导速度测定可有助于诊断。

鉴别诊断：①神经根型颈椎病：手尺侧麻木、乏力，这与肘管综合征相似，但在肘管区无异常发现。肌电图检查有助于鉴别；②神经鞘膜瘤：多可扪及节段性增粗尺神经，Tinel 征阳性，而无肘部骨关节病变。

治疗方法

【穴位选择】阿是穴（肘管内）。

【药物组成】泼尼松龙注射液 5mg、1% 利多卡因注射液 1.5mL、维生素 B_1 注射液 5mg 和维生素 B_{12} 注射液 0.5mg。

【并用疗法】针刀松解。

【用法】在阿是穴注入肘管内，共 1 次。

【取穴意义】局部注射泼尼松龙能使局部血管扩张，改善病变部位血液循环，抑制组织胺及其他毒性物质形成及释放，减少炎性液体渗出，消除细胞间质水肿，抑制结缔组织增生，使神经根粘连得以松解，且能抑制周围神经对酸性物质的反应，解除疼痛，利多卡因则有迅速止痛及松弛血管平滑肌的作用。维生素 B_1 和 B_{12} 则具有营养神经并促进新陈代谢的作用，共同起到恢复受损组织的功能，发挥其抗炎、抗毒、抗过敏、镇痛的效应，从而改善和消除症状和体征。

【出处】周雅萍，赵君. 小针刀配合水针治疗肘管综合征 48 例疗效观察[J]. 上海针灸杂志，2006，25（3）：21-22.

第三节　肱骨外上髁炎

肱骨外上髁炎（lateral humeral epicondylitis）又称网球肘、肱骨外上髁综合征，现代医学认为，本病是因用力不当、劳损和无菌性炎症，使发病部位肌肉筋膜、韧带等产生不同程度的软组织粘连、纤维化，刺激或压迫神经末梢和血管，从而产生代谢运动障碍而引起疼痛。本病在中医属"肘劳""筋伤"范畴，由外感风寒湿邪、肘部劳损等原因致使局部气血凝滞，脉络痹阻，不通则痛。

诊断要点：①肘关节外侧疼痛，疼痛呈持续进行性加重，可向前臂外侧放射；②检查见肘关节外侧压痛，握掌、伸腕及旋转动作可引起肱骨外上髁处疼痛加重，前臂抗阻力旋后试验（Mills 试验）阳性；③X 线检查一般无异常变化，有时可见钙化阴影、肱骨外上髁粗糙、骨膜反应等。

鉴别诊断：①肘部创伤性关节炎：疼痛在全关节，伴有功能障碍，拍 X 线片即可确诊。②颈椎病：神经根型颈椎病表现为上肢外侧疼痛，为放射性痛，手及前臂有感觉障碍区，无局限性压痛。

治疗方法一

【穴位选择】曲池、手三里、阿是穴。

【药物组成】医用臭氧水，浓度为 $23\mu g/L$。

【并用疗法】药物治疗：口服非甾体类抗炎药。康复训练：①握拳，可用橡皮球等物品，训练时间为 5 分钟，每日 3 次；②伸肌牵拉，伸肘屈腕牵拉，在最大程度维持5s，重复 10 次为 1 组，每日 3 组，每日 3 次；③旋前练习，手握 0.5~1kg 重物，逆时针旋转前臂，每次 3 分钟，每日 3 次；④旋后练习，手握 0.5~1kg 重物，顺时针旋转前臂，每次 3 分钟，每日 3 次。

【用法】每穴 1~2mL，每周 2 次，共 4 周。

【取穴意义】肱骨外上髁炎基本治疗原则为疏通经络，活血止痛。穴位注射在辨证论治的指导下，将药物注射到曲池、手三里、阿是穴等腧穴上，发挥针刺、穴位、经络、药物等的协同作用，共同发挥通络止痛作用。

【出处】徐贞杰，杨芳．不同浓度的臭氧水穴位注射治疗肱骨外上髁炎疗效观察［J］．上海针灸杂志，2019，38（11）：1279-1282.

治疗方法二

【穴位选择】曲池、肘髎、手三里及阿是穴等。

【药物组成】自体静脉血。

【并用疗法】无。

【用法】每穴注射 1mL，隔日 1 次，10 日为 1 疗程。

【取穴意义】中医治疗主要是针对"肘劳"进行经络辨证，根据"腧穴所在，主治所在"原则，以局部取穴为主，同时按"经脉所过，主治所及"原则从远端选穴。肱骨外上髁炎属手阳明经证，大肠经"循臂上廉，入肘外廉，上臑外前廉"，手阳明筋经"上循臂，上结于肘外"，因此对于本病，主要选择大肠经腧穴进行自血穴位注射治疗，主穴是曲池、肘髎、手三里等，同时配合阿是穴。

【出处】吴连堤，万小明．自血穴位注射治疗肱骨外上髁炎 30 例［J］．江西中医药，2016，47（9）：47-48.

治疗方法三

【穴位选择】曲池。

【药物组成】2%利多卡因注射液 2mL、氢化泼尼松注射液 5mL。

【并用疗法】无。

【用法】上述混合液穴位注射，每周 1 次，2 次为 1 疗程。

【取穴意义】肱骨外上髁炎属中医"肘劳"范畴，主要因慢性劳损、气血虚弱，复受寒邪引起，因经脉气血阻滞不畅，故不通则痛。本病病变部位在手阳明大肠经所经过之处，位于曲池穴附近。阳明经多气多血，又主润宗筋，取之扶正祛邪，润养肘部筋脉。正复则邪退，气血通畅则痛止。曲池既为循经取穴又为局部取穴，有活血化瘀、舒筋止痛之功。虽然每次注射用药剂量大，但用药次数少，临床未发现任何副作用。

【出处】傅春爱，马志伟. 穴位注射治疗肱骨外上髁炎 98 例［A］. 中华中医药学会. 中国中医药学会建会 20 周年学术年会专辑（下）［C］. 中华中医药学会：中华中医药学会，1999：1.

第四节　肱骨内上髁炎

肱骨内上髁炎（internal humeral epicondylitis）又称高尔夫球肘，是肘部内髁及其周围软组织慢性损伤，临床表现主要是肘关节内侧疼痛，当患者前臂屈曲旋转时症状明显加重，查体时可发现肘内髁附近有压痛。本病多发于四五十岁的人群，其发病机理与肱骨外上髁炎相似。中医认为此系由肘部外伤或劳损，或外感风寒湿邪致使局部气血凝滞，络脉瘀阻而发病，属中医学"伤筋""肘痹"等范畴。

诊断要点：①多见于青壮年及有肘部职业劳损的人群；②肱骨内上髁处及其附近疼痛；③肱骨内上髁有明显压痛点；④前臂屈肌腱牵拉试验阳性；⑤X 线无明显阳性体征，伴有尺神经症状时有必要做肌电图检查。

鉴别诊断：①肘部创伤性关节炎：疼痛在全关节，伴有功能障碍，拍 X 线片即可确诊。②颈椎病：神经根型颈椎病表现为上肢外侧疼痛，为放射性痛，手及前臂有感觉障碍区，无局限性压痛。

治疗方法一

【穴位选择】阿是穴（疼痛部位）。

【药物组成】肘静脉血 2~3mL、2% 利多卡因注射液 2mL。

【并用疗法】针刀松解。

【用法】在阿是穴注射，并在其四周打封闭共 4mL，每周 1 次，共 4 次。

【取穴意义】阿是穴注射可激发经络之气血，起到鼓动气血、活血通络、消肿止痛等作用。自体血加利多卡因局部注射，激发机体的炎性反应（愈合反应），通过自体血的注入，人为地造成血肿，促使血液系统的介入，启动正常的炎性反应和愈合修复过程。当自体血注入机体病灶后，在 48 小时内产生炎性反应，在随后几天里，以细胞萎缩、蛋白质合成减少等组织学变化为特征的病变区出现细胞增生、蛋白质合成增多现象，使薄弱或破裂的肌腱修复愈合，疼痛症状消退。

【出处】杨云星. 自体血穴位注射治疗肱骨内外上髁炎 [J]. 四川中医，2007，25（10）：93-94.

治疗方法二

【穴位选择】主穴：阿是穴；配穴：少海、曲泽、小海、支正等。

【药物组成】健骨注射液。

【并用疗法】无。

【用法】阿是穴及交替选用 3 个配穴，每穴注药 1mL，隔日 1 次，5 次 1 疗程，间隔 5 日，一般 1~2 疗程。

【取穴意义】肱骨内上髁炎在中医经络辨证中主属手少阴心经、手太阳小肠经，故穴选阿是穴和少海、曲泽、小海、支正等穴。

【出处】贾春生，尹宝光. 特色穴位注射疗法——健骨注射液的应用技术（疼痛篇）[M]. 北京：中医古籍出版社，2018：174-175.

第五节　腕管综合征

腕管综合征（carpal tunnel syndrome，CTS）是周围神经卡压中最常见的一种，系指腕部外伤、骨折、脱位、扭伤或腕部劳损等原因引起腕横韧带增厚、管内肌腱肿胀，瘀血机化使组织变性，或腕骨退变增生，使管腔内周径缩小，从而压迫正中神经，引起以手指麻木无力为主要表现的一种病证。本病多见于重复性手部运动特别是抓握性手部运动者，如木工、铁匠等，以中年人多见，女性多于男性。腕管综合征属中医学"筋痹"范畴，多由感受风寒、外伤、积累性劳损等原因损伤筋脉，瘀血内停，脉络受阻，气血运行不畅所致，久之气血停滞，出现红肿痛，压迫神经，引起局部酸痛麻木。

诊断要点：①有手腕关节劳损或外伤史；②手桡侧三个手指端麻木或疼

痛，持物无力，以中指为甚，夜间加重；③手腕关节僵硬，手指活动不灵活，甩手片刻可使疼痛缓解，劳累后加重；④腕管刺激试验呈阳性（Tinel征、屈伸腕试验、压脉带试验等）；⑤肌电图检查示正中神经有不同程度损害。

鉴别诊断：神经根型颈椎病。其神经损害不仅表现在手指，还有前臂屈肌运动障碍。电生理检查有助于区别。

治疗方法一

【穴位选择】大陵。

【药物组成】甲钴胺注射液。

【并用疗法】电针治疗：在远侧腕横纹尺侧的内侧缘，沿尺侧腕屈肌的内侧缘向远端移2～2.5cm，远侧腕横纹上的桡侧屈腕肌腱的外侧缘，沿桡侧腕屈肌腱向远端移动2～2.5cm，四处各定1穴（四穴成平行四边形状），再加大陵、内关两穴，毫针进针。每次治疗30分钟，每日治疗1次，10次为1疗程。

【用法】穴位注射1mL，隔日1次，5次为1疗程。

【取穴意义】大陵为手厥阴心包经穴，位于腕横纹正中，当桡侧腕屈肌腱与掌长肌腱之间；内关穴亦为手厥阴心包经穴，深层为正中神经，两穴能疏通局部经脉，活血通络定痛，取该二穴治疗体现了针灸"经脉所过，主治所及"的理论。

【出处】金灵青，郎伯旭．电针配合穴位注射治疗早期腕管综合征疗效观察［J］．上海针灸杂志，2011，30（7）：464-466.

治疗方法二

【穴位选择】曲池、外关。

【药物组成】复方当归注射液2mL、0.9%氯化钠注射液4mL。

【并用疗法】电针取穴曲池、合谷、外关、大陵。每日1次，10日为1疗程。

【用法】每穴注射0.5～1mL，隔日1次，5次为1疗程。

【取穴意义】中医学认为其发病系正气不足，风邪袭肌，寒湿淫筋，或跌挫损伤，血瘀经络，以致气血运行受阻。电针具有传统针刺疗法的作用，即疏通经络，协调阴阳。大陵穴深层为正中神经本干，针刺大陵穴可通过神经末梢的传导至指端而获效。当归所含的挥发油（主要成分：藁本内酯和丁烯基酞内酯）有抗炎镇痛作用，当归注射液为水溶性成分，能够扩张局部血管，改善神经局部营养环境，降低炎性介质和致痛物质水平，将其注射到穴位，可产生双重效应。

【出处】叶爱萍，邹燃．电针配合穴位注射治疗腕管综合征疗效观察[J]．上海针灸杂志，2014，33（10）：941-942.

治疗方法三

【穴位选择】臂中、间使、大陵穴或阿是穴。

【药物组成】复方丹参注射液。

【并用疗法】TDP 照射 30 分钟。

【用法】每穴注射 1mL，隔日 1 次，5 次 1 疗程，间隔 5~7 日后再重复治疗 1 疗程。

【取穴意义】中医学认为该病为痹证，因风、寒、湿及久劳引起气滞血瘀，经脉闭阻，不通则痛。因而局部穴位注射复方丹参，采用活血化瘀疗法，疏通筋脉，可显著减轻局部对正中神经的炎性刺激，从而使临床疼痛症状得到明显减轻，正中神经感觉传导速度恢复正常。

【出处】王心刚，张磊，孙丽萍．穴位注射治疗早期腕管综合征 15 例[J]．上海针灸杂志，2000，19（3）：25.

第六节　桡骨茎突狭窄性腱鞘炎

桡骨茎突狭窄性腱鞘炎（stenosing tenosynovitis of styloid process of radius）是指桡骨茎突部的肌腱与纤维性鞘管壁摩擦产生炎症肿胀、疼痛的病证。本病属中医学"筋伤""筋凝"范畴，多为慢性劳损性伤害，以局部活动过度为诱因，而致筋骨疲劳与磨损，气血不畅，功能失调，活动乏力，局部疼痛。

诊断要点：①腕关节桡侧疼痛，持重乏力或疼痛加重，可向手或前臂部传导；②桡骨茎突部压痛明显，握拳尺偏试验阳性；③X 线检查一般无异常变化。

鉴别诊断：①腕舟骨骨折：腕桡侧深部疼痛，鼻烟壶部肿胀及压痛，第1、2掌骨远端腕部叩击痛阳性，X 线外展位片或 CT 扫描可早期明确诊断。②下尺桡关节损伤：间接扭拧伤为常见原因，下尺桡关节稳定性减弱，握物无力，有挤压痛、异常错动感，转腕可出现响声。前臂旋前时尺骨小头向背侧突出。

治疗方法一

【穴位选择】外关。

【药物组成】泼尼松龙注射液 25mL、2%普鲁卡因 2mL。

【并用疗法】无。

【用法】穴位注射，5 日 1 次，3 次为 1 疗程。

【取穴意义】中医称腱鞘炎为筋凝证或筋痹，多由外伤或劳损后腱鞘发生纤维性病变，使肌腱在腱鞘内活动受限而引起。本证因关节处经筋过度劳损，气血不畅，筋脉失于濡养，经气阻滞不通而导致肿痛、关节屈伸不利。外关穴既是手少阳经之络穴，又是八脉交会穴，不但可沟通表里阴阳二经，而且可通过阳维脉联络全身诸阳经。《针灸大成·手少阳经穴主治》中记载，外关穴主"耳聋，耳浑浑焞焞无闻，五指尽痛，不能握物"。穴位注射后，起到舒筋活络、祛瘀消肿、抗炎止痛的作用。

【出处】马应乖. 外关穴注射治疗腱鞘炎 18 例疗效观察［J］. 中国医药科学，1991，14（2）：20.

治疗方法二

【穴位选择】阿是穴。

【药物组成】地塞米松注射液 5mg、2%利多卡因注射液 2mL、维生素 B_1 注射液 50mg、维生素 B_{12} 注射液 250μg。

【并用疗法】温针灸：合谷、阿是穴。

【用法】穴位注射，2~3 日 1 次，5 次 1 疗程。

【取穴意义】传统医学认为本病属中医痹证范畴，多由劳累受寒引起局部经络气血痹阻不通，血不荣筋所致。采用穴位注射，药液直达病所，有抗炎镇痛作用，达到减少炎性渗出、消除组织水肿的目的。配以温针灸，具有调气养血、散寒通络、活血止痛之功。两者合用，既发挥了类固醇激素及维生素、利多卡因的作用，又发挥了温针灸的作用，相得益彰。

【出处】居咏虹．穴位注射配合温针治疗桡骨茎突腱鞘炎 50 例［J］．上海针灸杂志，1998，17（4）：27.

治疗方法三

【穴位选择】阿是穴（局部压痛点）、反阿是穴（在前臂上段桡侧上廉穴附近寻找，准确的定位符合以下特征：①局部按压酸痛明显；②按住此穴，桡骨茎突部疼痛减轻或消失）。

【药物组成】复方当归注射液。

【并用疗法】TDP 照射阿是穴 40 分钟。

【用法】阿是穴注射 1mL，反阿是穴注射 2mL，隔日 1 次，5 次 1 疗程。

【取穴意义】中医学认为桡骨茎突狭窄性腱鞘炎多由劳伤损筋，气血运行不畅所致。反阿是穴疗法为张文兵、霍则军依据《内经》理论发现并运用于临床的一种肌肉起止点疗法，疗效显著。阿是穴为压痛点，复方当归注射液具有活血通经、祛瘀止痛之功，注射于正反阿是穴事半功倍。TDP 照射可促使人体内不稳定结构解体，增强人体的自身调节机制及免疫力，二者结合应用，药简效宏。

【出处】董利强．正反阿是穴注射配合 TDP 照射治疗桡骨茎突狭窄性腱鞘炎 30 例［J］．中医外治杂志，2009，18（5）：13.

第七节 屈指肌腱狭窄性腱鞘炎

屈指肌腱狭窄性腱鞘炎（stenosing tenosynovitis of Flexor digitorum）是指屈指腱鞘因机械性摩擦而引起的慢性无菌性炎症改变。其发病机制为肌腱在腱鞘内长时间过度摩擦，发生腱鞘及腱周围组织水肿、充血、增厚、炎性渗出等变化，反复创伤或炎症迁延日久，则出现慢性纤维结缔组织增生、粘连、增厚等变化，以致腱鞘腔狭窄，手指伸屈功能出现障碍。本病在中医属"筋伤"范畴，证见气滞血瘀及寒凝血瘀。

诊断要点：①初起患指不能伸屈，用力伸屈时疼痛，并出现弹跳动作，以晨起、劳动后和用凉水后症状较重，活动或热敷后症状减轻；②掌骨头的掌侧面有明显压痛，并可触及痛性结节，压住此结节，做手指屈伸活动时，有明显疼痛并感到弹响；③伸屈活动受限，严重者患指屈曲后不能自行伸直，需健手帮助；④X线检查一般无异常变化。

鉴别诊断：腱鞘囊肿。掌指关节处腱鞘囊肿可在远端掌横纹处触及痛性结节，但屈伸患指时无弹响及阻挡感。

治疗方法一

【穴位选择】阿是穴。

【药物组成】2%利多卡因注射液 1~2mL、泼尼松龙注射液 25~50mg。

【并用疗法】刃针松解。

【用法】阿是穴注射，药物完全注入腱鞘内，每周 2 次，共 4 周。

【取穴意义】屈指肌腱狭窄性腱鞘炎属中医学"筋伤"范畴。基本治疗原则为疏通经络，活血止痛。穴位注射在阿是穴可以消除局部组织水肿及炎性渗出，配合刃针微创治疗则明显提高疗效。

【出处】容英潮，傅国彦，黄志伟，等. 小针刀微创术在治疗屈指肌腱鞘炎中的临床应用［J］. 中国医药科学，2012，2（13）：189-190.

治疗方法二

【穴位选择】阿是穴（痛点、肌腱结节内）。

【药物组成】2%的利多卡因注射液 3mL、泼尼松龙注射液 12.5~25mg。

【并用疗法】针刀治疗：压痛点处为进针点，针体和手掌面呈 90°角，刀口线与屈指肌腱平行刺入，达骨面，先做切开剥离，再做纵行或横行剥离。

【用法】阿是穴注射，药物完全注入腱鞘内，共 1 次。

【取穴意义】针刀能将纤维鞘内的粘连松解、瘢痕刮除，使手指部的动态平衡得到恢复；穴位注射药物可消除局部组织水肿及炎性渗出。

【出处】金宏谟，岳东文. 针刀为主配合药物治疗屈指肌腱狭窄性腱鞘炎 120 例［J］. 长春中医药大学学报，2009，25（10）：731.

治疗方法三

【穴位选择】阿是穴（压痛最明显处）。

【药物组成】泼尼松龙注射液 1mL、普鲁卡因注射液（皮试阴性）1mL。

【并用疗法】无。

【用法】阿是穴注射，针尖抵达骨面，每 4 日 1 次，3 次 1 疗程。

【取穴意义】"疼痛取阿是"，阿是穴是治疗疼痛的经验穴位。关于其定位，《备急千金要方》云："有阿是穴之法，言人有病痛，即令捏其上，若里当其处，不问孔穴，即得便成痛处，即云阿是。"其疗效，确如蒲登辰在《针灸资生经》序中所说："其间阿是穴之说……亦皆累试累验。"但在治疗时，取穴必须准确，进针深度一定要达到骨面，以取《灵枢·官针》十二节刺法中"短刺者，刺骨痹，稍摇而深之，至针骨所，以上下摩骨也"之意，否则影响疗效。

【出处】唐卫华. 穴位注射治疗腱鞘炎 62 例［J］. 针灸临床杂志，1998，14（6）：31-32.

第八节　三角纤维软骨复合体损伤

三角纤维软骨复合体损伤（triangular fibrocartilage complex injuries）常常发生在腕关节的慢性劳损或者一次急性外伤后，三角纤维软骨复合体是腕关节的一个重要结构，位于腕关节的尺侧，由重要的韧带以及三角软骨盘、半月板样结构共同组成。中医认为闪挫劳损，伤及筋骨，血行脉外，阻滞气机，津血运行不畅，壅塞经络，气血瘀滞，不通则痛；或禀赋不足，正气虚弱，风寒湿邪乘虚而入，入侵手太阳小肠经、手少阳三焦经和手厥阴心包经、手少阴心经，气血痹阻不通，筋脉关节失于濡养；或天癸将尽，正气虚弱，或劳伤过度，耗伤津液，六淫之邪乘虚而入，痹阻经络。本病属中医"痹证"范畴。

诊断要点：①手腕尺侧弥漫、深在的疼痛或酸胀不适，一般向背侧放射，很少向掌侧放射，尤其是前臂用力旋转、用力抓握物体、过伸位用力时加重，或手腕出现弹响，握力减弱，难以完成拧毛巾、用力撑床、撑椅子扶手起立、开车和使用勺子等动作；②特异性压痛点位于下尺桡关节的背侧及掌侧、尺骨茎突的背面桡侧及掌面桡侧；③核磁共振检查有助于诊断。

鉴别诊断：腕管综合征。本病疼痛或指端麻木在手桡侧三个手指；腕关节僵硬，手指活动不灵活；腕管刺激试验呈阳性；肌电图检查可鉴别。

治疗方法

【穴位选择】阿是穴、少海、大陵、通里、阳池、阳谷、养老、外关、合谷、阳溪、太渊、列缺。

【药物组成】复方丹参注射液。

【并用疗法】针刺、中药汤剂口服、推拿、中药湿热敷（伸筋草60g，延胡索40g，川芎30g，红花20g，防风25g，独活30g，川乌18g，草乌18g）、TDP灯照射等。

【用法】上述穴位逐层多方位注射，每7日1次，1次为1疗程，共1~3疗程。

【取穴意义】对慢性三角纤维软骨复合体损伤，采用标本兼治、内外结合的方法，以祛风、散寒、除湿、止痹痛、通经络为基本原则，手法按摩、点按穴位可激发经气，尤其是对循经感传现象明显的如阳池、阳谷、养老、外关、大陵、通里等穴施以重手法，并适当运用震颤等手法，均匀用力，逐层渗透，产生的机械性刺激可增加局部血流速度，改善组织的新陈代谢，使肿胀消退，痉挛解除，肌张力下降，达到解痉止痛的目的。穴位注射可以温经通络，降低毛细血管的通透性，减轻炎性水肿。针刺可阻断神经对疼痛信息的传导，抑制组胺、白介素等炎症介质的产生，引起脑内吗啡样物质的释放，从而解除软组织痉挛，缓解疼痛。中药汤剂内服可调和脏腑，平衡阴阳。针刺、推拿、中药内服外敷、穴位注射联合运用可取得良好临床效果。

【出处】王行利，黄少波，朱佩海. 中医综合疗法治疗慢性三角纤维软骨复合体损伤56例［J］. 实用中医药杂志，2017，33（10）：1141-1142.

第九节　腱鞘囊肿

腱鞘囊肿（ganglion）是筋膜部位发生的囊性肿物，以腕关节多见，也可发生于手掌指关节和足趾的背面、腘窝等处。多见于青壮年女性。病因尚不完全明了，但与外伤、劳损有关。若腱鞘、关节囊受损，引起局部炎性肿胀，腱鞘和关节囊积液、变薄、扩张而逐渐形成囊肿。本病属于中医"筋瘤""筋聚""筋结"等范畴。中医认为本病多因劳作伤筋，经气阻滞，血行不畅，瘀血内停，或遭受外伤，经脉受损，气血凝滞而逐渐形成。

诊断要点：①在关节面或腱鞘处可见高出皮肤的圆形或椭圆形囊肿；②质地较软，可有波动感，无压痛；③若病程较长，囊肿可变硬；④超声检查有助诊断。

鉴别诊断：滑膜囊肿。本病常与类风湿关节炎并发，但炎症过程长，病变范围较广，基底部较宽大。

治疗方法一

【穴位选择】主穴：阿是穴（囊肿局部）；配穴：合谷、外关、阳陵泉、中渚。

【药物组成】健骨注射液。

【并用疗法】无。

【用法】阿是穴注射 1mL，合谷、外关、中渚均直刺，阳陵泉直刺或向下斜刺 1~1.5 寸，各注药 1mL。2~3 日 1 次，6 次 1 疗程，一般 2~3 疗程。

【取穴意义】以中医经络"经脉所过，主治所及"的理论为指导，选取合谷、外关、阳陵泉、中渚等穴以疏通局部经脉，活血通络。

【出处】贾春生，尹宝光. 特色穴位注射疗法——健骨注射液的应用技术（疼痛篇）［M］. 北京：中医古籍出版社，2018：253-255.

治疗方法二

【穴位选择】阿是穴（囊肿局部）。

【药物组成】消痔灵注射液 2mL、1% 普鲁卡因注射液（皮试阴性）2mL。

【并用疗法】无。

【用法】先用 8~9 号针头刺入囊内抽尽黏液，再用 6 号针头注入上述混合液，并旋转针头吸取囊内残余黏液，如此反复，使囊内只存药液，外用纱布包扎，24 小时后拆除。每周 1 次，3 次为 1 疗程。

【取穴意义】阿是穴注射可激发经络之气血，起到鼓动气血、活血通络、消肿止痛等作用。药物注射阿是穴，可以使药液直达病所，快速起效。

【出处】徐汝德．穴位注射千家妙方［M］．北京：金盾出版社，2007：241-242.

治疗方法三

【穴位选择】阿是穴（囊肿局部）。

【药物组成】泼尼松龙混悬液 12.5～50mg、0.5%普鲁卡因注射液（皮试阴性）2mL。

【并用疗法】无。

【用法】用法及疗程同本节治疗方法二。

【取穴意义】同本节治疗方法二。

【出处】徐汝德．穴位注射千家妙方［M］．北京：金盾出版社，2007：241-242.

第十三章　胸背部疾病

第一节　肋软骨炎

肋软骨炎（costochondritis）是指胸骨与肋骨相交界处的软骨发生炎症，是一种临床较常见的疾病，主要表现为肋骨增粗、结块隆起，伴有疼痛。其病因尚不明确，追溯病史，多数患者有流感或其他病毒感染史。因此其病因可能与病毒感染有关，属中医"胸痹""胁痛"的范畴。

诊断要点：①本病多见于青壮年女性；②本病第 2~10 之双肋均可发病，其中尤以第 2~4 肋软骨最多见，约占总发病率 70% 以上；③本病自感疼痛，严重者呼吸受限，臂不能举，一般为持续性，较轻者可为间歇性疼痛，随咳嗽、喷嚏、劳累而加重或诱发；④局部检查可见隆起结节，皮色正常，按之有压痛，无化脓现象；⑤X 线摄片及血沉均正常。

鉴别诊断：①胸膜炎。胸痛以胸侧腋下最明显，疼痛为剧烈针刺样，深呼吸及咳嗽时加重。②肋间神经痛。疼痛表现为发作性的沿某一肋间神经走向的刺痛或灼痛，咳嗽、喷嚏、深呼吸时疼痛加剧，以单侧单支最多见。

治疗方法一

【穴位选择】阿是穴。

【药物组成】夏天无注射液 2mL、2% 普鲁卡因注射液（皮试阴性）2mL。

【并用疗法】无。

【用法】阿是穴注射 2~8mL，4 日 1 次，一般 2~4 次。

【取穴意义】肋软骨炎属于中医学"胸痹"范畴，是因内伤、外感等因素，导致胸肋部气滞血瘀，瘀血阻于经脉，脉络不通则痛。在疼痛处局部药物注射，能直接作用于病变部位，效果较为集中，具有较强的刺激力，对压痛明显、固定不移、久而不愈的痹证，能使气血畅行，从而达到通则不痛的目的。

【出处】刘念稚．疼痛穴位注射疗法大全［M］．北京：中国中医药出版社，2002：205.

治疗方法二

【穴位选择】阿是穴。

【药物组成】当归注射液 2mL、2%普鲁卡因注射液（皮试阴性）2mL；或当归注射液 2mL、维生素 B_1 注射液 100mg；或 2%普鲁卡因注射液（皮试阴性）2mL、泼尼松龙注射液 0.5mL。

【并用疗法】无。

【用法】阿是穴注射，隔日 1 次，一般 2~6 次。

【取穴意义】肋软骨炎乃由无菌性炎症所致，通过对阿是穴的针刺刺激及药物作用，可以达到行气活血、消肿散结的作用，促进局部炎症的消退。

【出处】刘念稚．疼痛穴位注射疗法大全［M］．北京：中国中医药出版社，2002：206.

第二节　背肌筋膜炎

背肌筋膜炎（myofascitis of back）是指由于外伤、劳损或外感风寒等原因，引起人体肩背部富有白色纤维组织（如筋膜、肌膜、肌腱、韧带）的一种非特异性炎性变化，临床症状以局部疼痛、肌肉痉挛和运动障碍为主。本病属于中医"筋伤"范畴。

诊断要点：①有外伤或外感风寒病史；②背部酸痛，肌肉僵硬，有沉重感，疼痛常与劳累及天气变化有关；③肩背部有明显的压痛点，沿肌肉走行可触及硬结或疼痛性筋膜条索带；颈、肩、背部活动可有不同程度功能障碍；④X 线检查无明显异常。

鉴别诊断：腰椎间盘突出症和背肌筋膜炎都有可能会引起患者出现背痛，但是背肌筋膜炎一般疼痛较为局限，而腰椎间盘突出症多因神经根受压，出现下肢的放射性疼痛、麻木；背肌筋膜炎影像学检查多无异常，而腰椎间盘突出症患者腰部 CT 检查可发现纤维环破裂，髓核突出。

治疗方法一

【穴位选择】主穴：阿是穴；配穴：压痛范围内的腧穴，如两肩胛间压痛取肺俞、大杼，背痛伴肩臂牵涉痛取天宗、肩井等。

【药物组成】当归注射液 2mL、维生素 B_{12} 注射液 1mL。

【并用疗法】无。

【用法】患部 1~3 个穴位，每穴注射 1~2mL，隔日 1 次，5 次为 1 疗程。

【取穴意义】背肌筋膜炎是机体正气不足，卫外不固，邪气乘虚而入，致使气血凝滞，经络痹阻。肢体经络为风寒湿之邪所闭塞，导致气血不通，经络痹阻，引起肌肉、关节、筋骨发生疼痛、酸楚、麻木、重着、屈伸不利等临床表现，故本病的病机关键在于寒湿瘀阻。当归具有活血补血、温经通络功效，而维生素 B_{12} 能营养神经，改善局部病灶病理状态。两药合用，有利于减少致痛物质的释放，共奏活血化瘀止痛之功。同时，注射药物对局部穴位的持续刺激作用，能激发经气，疏通经络，祛邪扶正。

【出处】程爱萍，张波，陈日新 . 穴位注射治疗背肌筋膜炎 35 例临床疗效观察［J］. 针灸临床杂志，2005，21（4）：16-17.

治疗方法二

【穴位选择】主穴：阿是穴；配穴：肺俞、大杼、风门、肩中俞、肩外俞、肩井、秉风等。

【药物组成】A 型肉毒素。

【并用疗法】无。

【用法】每次选 4~6 个穴位，治疗剂量为 10~20IU，每日 1 次，10 次为 1 疗程，治疗 1~2 疗程。

【取穴意义】阿是穴属近部取穴法，能疏通局部气血，使气血调和；根据中医"筋脉所过，主治所及"的理论，取经过患部的肺俞、大杼、风门、肩中俞、肩外俞、肩井、秉风等穴进行治疗，能够起到解痉止痛、调和气血、舒经活络的效果。

【出处】刘臻，刘多，苏清伦．穴位注射 A 型肉毒素治疗肩背肌筋膜炎 15 例临床观察［J］．江苏中医药，2008，40（5）：56-57.

治疗方法三

【穴位选择】主穴：阿是穴；配穴：病灶在颈部者加相应节段的夹脊穴、百劳、风池，肩背部者加相应节段的夹脊穴、肩外俞、肩贞、天宗、秉风等穴。

【药物组成】血塞通注射液。

【并用疗法】无。

【用法】每次颈、肩、背各取 2 穴，每穴 2mL，隔日 1 次，10 次为 1 疗程。

【取穴意义】针刺刺激可使皮下组织产生压电效应，开放细胞膜离子通道，释放一系列止痛、消炎物质，而穴位注射通过刺激穴位也可达到上述目的，且注射药物血塞通注射液的成分是中药三七的提取物三七总皂苷，能降低血黏度，抗血小板聚集，缓解血管痉挛，从而改善局部缺血、缺氧，减轻疼痛等症状。

【出处】王全权，陈海林，徐蕾．穴位注射结合理疗治疗项背肌筋膜炎的临床研究［J］．中国康复医学杂志，2005，20（9）：700-701.

第三节　胸椎小关节紊乱

胸椎小关节紊乱（derangement of small joints of thoracic vertebrae）又名胸椎小关节错缝或胸椎小关节错位，是指上一胸椎的下关节突与下一胸椎的上关节突所构成的椎间小关节，在外力作用下，发生不能复位的错移，导致疼痛及功能障碍。中医认为外伤后未经及时治疗或长期慢性劳损，会导致腠理疏松，风寒湿邪侵入背臀部的经络、肌肉，致肌肉痉挛，气滞血瘀，日久胸椎的内外平衡失调后，小关节发生错位。

诊断要点：①多有明显外伤史或长期不良姿势病史；②背部疼痛，如负重物，有时疼痛向前胸、腰部放射，胸背部受到震动时疼痛加剧；③触诊患椎棘突、椎旁压痛，邻近肌肉痉挛，部分患者出现棘突偏歪或后突隆起，棘上韧带有剥离感；④X 线胸椎正侧位片示，病程短者无阳性表现，病程长者有椎体退行性变或胸段脊椎代偿性侧凸或后凸畸形，需排除胸椎结核、肿瘤、压缩性骨折、强直性脊柱炎等。

鉴别诊断：临床上该病受内脏神经支配紊乱影响，可出现内脏活动障碍，表现为心律失常、呼吸不畅、胃脘胀闷疼痛、腹胀、食欲不振、胃肠道无力或胃肠蠕动亢进等，容易被误诊为冠心病、神经官能症、更年期综合征、胃痛等，可完善相关检查以资鉴别，如心电图、钡餐、胃镜、B 超、肝功能等。

治疗方法

【穴位选择】阿是穴、相应节段夹脊穴。

【药物组成】健骨注射液。

【并用疗法】无。

【用法】每穴位注射 1mL，隔日 1 次，6 次 1 疗程，一般 2~3 疗程。

【取穴意义】胸椎小关节由胸椎后关节、胸骨小头关节、肋横突关节 3 组关节构成。中医学认为，小关节错位后筋脉受损，气血运行受阻，属于"筋骨同时受损"的疾病。穴位注射通过针刺及药物作用起到活血化瘀通络的作用，调节和提高机体痛阈，最终达到通畅气机、运行气血、促使损伤之筋脉更快修复的目的。

【出处】贾春生，尹宝光. 特色穴位注射疗法——健骨注射液的应用技术（疼痛篇）[M]. 北京：中医古籍出版社，2018：181-183.

第四节　肋间神经痛

肋间神经痛（intercostal neuralgia）是指胸神经根或肋间神经由于某种原因受到刺激而产生的一种胸肋间或腹部呈带状区疼痛的综合征。临床有原发与继发之分，一般前者较为少见，后者多继发于胸腔器官疾病及脊柱、肋骨损伤、胸段脊髓瘤等。本病多由外邪侵袭、七情所伤、强力劳损，影响肝胆及其经脉所致。本病属中医"胁痛"范畴。

诊断要点：①疼痛位于一个或几个肋间带状分布，呈阵发性或持续性刺痛、灼痛，甚至刀割样痛。咳嗽、深吸气时加重。疼痛剧烈时可向同侧肩部和背部放射；②相应肋间神经分布区域感觉过敏，并在脊椎及胸骨旁常出现压痛点；③胸透、胸椎摄片、腰椎穿刺检查等对继发性肋间神经痛的诊断有一定价值。

鉴别诊断：带状疱疹。侵犯肋间神经的带状疱疹的初期疼痛与肋间神经痛相似，但疼痛更加剧烈，呈烧灼样，随后皮肤出现疱疹，二者容易鉴别。

治疗方法一

【穴位选择】支沟、阳陵泉。

【药物组成】维生素 B_{12} 注射液。

【并用疗法】无。

【用法】每穴注入药液 1mL，隔日 1 次，10 次为 1 疗程。

【取穴意义】肋间神经痛是临床常见的一组症状，主要涉及单个或多个肋间的持续性疼痛，症状反复发作，在深呼吸、打喷嚏时疼痛感明显。穴位注射通过调节局部穴位卫气，激发机体卫外功效，从而达到改善临床症状、调和阴阳气血平衡的目的。

【出处】刘念稚 . 疼痛穴位注射疗法大全［M］. 北京：中国中医药出版社，2002：203.

治疗方法二

【穴位选择】阿是穴、患侧阳陵泉。

【药物组成】维生素 B_1 注射液 100mg、维生素 B_{12} 注射液 0.1mg。

【并用疗法】刺络拔罐。

【用法】每穴注射 1~2mL，每日或隔日 1 次，10 次 1 疗程。

【取穴意义】在肋间神经痛的区域选择阿是穴刺络拔罐，可活血化瘀，通络止痛；阳陵泉为胆经合穴及下合穴，对胆经循行部位的疼痛具有良好的疗效，配合维生素注射液营养神经，可起到通络活血止痛之功效。

【出处】刘念稚 . 疼痛穴位注射疗法大全［M］. 北京：中国中医药出版社，2002：204.

第十四章 腰部疾病

第一节 急性腰扭伤

急性腰扭伤（acute lumbar sprain）是由于姿势不正确或用力过度，或没有思想准备就进行腰部活动而使腰部肌肉用力失调所产生的扭伤，多为肌肉、韧带、筋膜以及椎间小关节因过度牵拉、扭转所致，且受伤部位多在肌肉的起止点和筋膜受牵部位，重者可导致韧带损伤及部分撕裂或完全断裂。本病属中医"闪腰""岔气""伤筋"等范畴，清·尤在泾在《金匮翼·卷六》中对闪腰的病因病机及症状做了扼要说明："瘀血腰痛者，闪挫及强力举重得之。盖腰者一身之要，屈伸俯仰，无不由之。若一有损伤，是血脉凝滞，经脉壅滞，令人卒痛不能转侧，其脉弦，日轻夜重者是也。"故急性腰扭伤多由持重不当或运动失度、不慎跌仆、牵拉以及过度扭转等原因，导致腰部经脉、经筋、络脉损伤，致经气运行受阻，气血凝滞，经脉闭阻，脉络不通则痛。

诊断要点：①有明显的腰部扭伤史；②腰部一侧或两侧剧烈疼痛，活动受限，或不能翻身、坐立和行走，常保持一定强迫姿势，或在受伤后数小时或隔夜才出现疼痛；③受伤部位压痛明显，无椎间盘突出症体征；④X线摄片检查排除骨折和其他疾病。

鉴别诊断：与腰椎间盘突出症相鉴别，急性腰扭伤局部痛点注射利多卡因后，腿痛消失或减退，而腰椎间盘突出症多无变化。

治疗方法一

【穴位选择】腰痛点。

【药物组成】灯盏花素注射液。

【并用疗法】无。

【用法】腰痛点位于手背侧，第二、三掌骨及第四、五掌骨之间，当腕横纹与掌指关节中点处，一侧 2 穴，左右共 4 个穴位。左侧扭伤者取左手 2 穴，右侧扭伤者取右手 2 穴，双侧扭伤者首选疼痛较甚一侧 2 穴，次日取另外一侧 2 穴，如此交替取穴。每穴注射 0.5mL，单侧扭伤者隔日治疗 1 次，双侧扭伤者每日治疗 1 次，经治疗 6 日仍无效后改用其他方法治疗。

【取穴意义】按照十二经脉的标本根结学说，手亦是经脉之气生发布散之处。五脏六腑、组织器官各部位通过十二经脉之气，在手上都有其相应的反应点，腰痛点即是腰部病证在手部的反应点。故在腰痛点穴位注射灯盏花素注射液，可起到疏通腰部筋络、经脉，活血祛瘀止痛的作用。

【出处】罗绍华，李刚．穴位注射腰痛点治疗急性腰扭伤的疗效观察 [J]．西南军医，2010，12（2）：256.

治疗方法二

【穴位选择】委中穴。

【药物组成】川芎嗪注射液 1mL、地塞米松注射液 5mg、654-2 注射液 1mL。

【并用疗法】无。

【用法】双侧委中穴各注入 1.5mL，隔日 1 次，共 3 次。

【取穴意义】太阳膀胱经循腰部过臀部进入腘窝（委中穴），根据"经脉所过，主治所及""腰背委中求"的原则，穴位注射委中穴可激发经气。川芎嗪为中药川芎的提取物，作为一种新型的钙离子拮抗剂已广泛应用于临床，可活血化瘀止痛。穴位注射起到疏通经络、行气活血、镇痛解痉的作用，使得气血流通，营卫复常，疼痛缓解，症状消失。

【出处】孙旭，薛艳茹．穴位注射治疗急性腰扭伤 28 例报道 [J]．实用中西医结合临床，2008，8（5）：33+47.

治疗方法三

【穴位选择】①肾俞、大肠俞、阿是穴；②后溪、委中、昆仑。

【药物组成】健骨注射液。

【并用疗法】无。

【用法】两组穴位交替使用，双侧取穴，每穴位注射 1mL，每日 1 次，6 次 1 疗程，一般 2~3 疗程。

【取穴意义】中医将本病归入"腰痛"范围，主要因跌仆闪挫等外部暴力，以致筋脉损伤，不通则痛，治以活血化瘀，行气止痛。阿是穴属近部取穴法，能疏通局部气血，使气血调和；委中是足太阳膀胱经合穴，膀胱之脉，挟脊抵腰络肾循经远取委中、昆仑以通调足太阳经气，有疏筋通络、消散瘀滞的作用；肾俞有温补肾阳、强筋壮骨的作用。

【出处】贾春生，尹宝光．特色穴位注射疗法——健骨注射液的应用技术（疼痛篇）［M］．北京：中医古籍出版社，2018：191–193．

第二节 腰椎间盘突出症

腰椎间盘突出症（lumbar disc herniation）又称腰椎间盘纤维环破裂髓核突出症，是指腰椎间盘退变，在外力作用下使纤维环破裂、髓核突出，刺激或压迫神经根，而引起以腰痛及下肢坐骨神经放射痛为特征的疾病。本病属中医"腰痛""痹证"范畴，主要因肾气虚损、筋骨失养、跌仆闪挫或受风、寒、湿、热之邪等而致痹阻经脉、血脉不畅等而出现症状。

诊断要点：①主要症状：多有不同程度的腰部外伤史。腰痛和下肢坐骨神经放射痛。腰腿痛可在咳嗽、打喷嚏、用力排便等腹腔内压升高时加剧，步行、弯腰、伸膝起坐等牵拉神经根的动作也使疼痛加剧，腰前屈活动受限，屈髋屈膝、卧床休息可使疼痛减轻。重者卧床不起，翻身极感困难。病程较长者，其下肢放射痛部位感觉麻木、冷感、无力。中央型突出造成马尾神经压迫症状表现为会阴部麻木、刺痛，二便功能障碍，阳痿或双下肢不全瘫痪。少数病例的起始症状是腿痛，而腰痛不甚明显，或仅有腰痛。②主要体征：a. 腰部畸形。腰肌紧张、痉挛，腰椎生理前凸减少、消失，或后凸畸形，不同程度的脊柱侧弯。b. 腰部压痛和叩痛。突出的椎间隙棘突旁有压痛和叩击痛，并沿患侧的大腿后侧向下放射至小腿外侧、足跟部或足背外侧，沿坐骨神经走行有压痛。c. 腰部活动受限。急性发作期腰部活动受限尤为明显。d. 皮肤感觉障碍。受累神经根所支配区的皮肤感觉异常，早期多为皮肤过敏，渐而出现麻木、刺痛及感觉减退。腰 3、4 椎间盘突出，压迫腰 4 神经根，引起大腿前侧、小腿前内侧皮肤感觉异常；腰4、5椎间盘突出，压迫腰5神经根，引起小腿前外侧、足背前内侧和足底皮肤感觉异常；腰5、骶1椎间盘突出，压迫骶1神经根，引起小腿后外侧、足背外侧皮肤感觉异常；中央型突出则表现为马鞍区麻木，膀胱、肛门括约肌功能障碍。e. 肌力减退或肌萎缩。受压神经根所支配的肌肉可出现肌力减退、肌萎缩。腰4神经根受压，引起股四头肌（股神经支配）肌力减退、肌肉萎缩；腰5神经根受压，引起伸趾肌力减退；骶1神经根受压，引起踝跖屈和立位单腿翘足跟力减退。f. 腱反射减弱或消失。腰4神经根受压，引起膝反射减弱或消失；骶1神经根受压，引起跟腱反射减弱或消失。g. 特殊检查。直腿抬高试验及加强试验、屈颈试验、仰卧挺腹试验与颈静脉压迫试验、股神经牵拉试验均可出现阳性。③影像学检查：a. X线片。正位片可显示腰椎侧凸，椎间隙变窄或左右不等，患侧间隙较宽。侧位片显示腰椎前凸消失，甚至反张后凸，椎间隙前后等宽或前窄后宽，椎体可见许莫氏结节或有椎体缘唇样增生等退行性改变。b. 脊髓造影。椎间盘造影能显示椎间盘突出的具体情况；蛛网膜下腔造影可观察蛛网膜下腔充盈情况，能较准确地反映硬脊膜受压程度和受压部位，以及椎间盘突出部位和程度；硬膜外造影可显示硬脊膜外腔轮廓和神经走向，反映神经根受压状况。c. CT、MR。这些检查可清晰显示椎管形态、髓核突出的解剖位置和硬膜囊、神经根受压情况；④其他检查：肌电图可判定受损神经根及其对肌肉的影响程度，但一般神经根受累3周后肌电图才出现变化，仅是一种非特异性的辅助检查。

鉴别诊断：①腰椎椎管狭窄症。腰腿痛并有典型间歇性跛行，卧床休息后症状可明显减轻或消失，腰部后伸受限，并引起小腿疼痛，其症状和体征往往不相一致。X线摄片及CT检查显示椎体小关节突增生肥大，椎间隙狭窄，椎板增厚，椎管前后径变小等。②腰椎骨关节炎。腰部钝痛，劳累或阴雨天时加重，晨起时腰部僵硬，脊柱伸屈受限，稍活动后疼痛减轻，活动过多或劳累后疼痛加重。X线片显示椎间隙变窄，椎体边缘唇状增生。③腰椎结核。腰部疼痛，有时夜间痛醒，活动时加重，伴乏力、消瘦、低热、盗汗，腰肌痉挛，脊柱活动受限，可有后凸畸形和寒性脓肿。X线片显示椎间隙变窄，椎体边缘模糊不清，有骨质破坏，发生寒性脓肿时，可见腰肌阴影增宽。④强直性脊柱炎。腰背部疼痛，不因休息而减轻，脊柱僵硬不灵活，脊柱各方向活动均受限，直至强直，可出现驼背畸形。X线片显示早期骶髂关节和小关节突间隙模糊，后期脊柱可呈竹节状改变。⑤脊柱转移肿瘤。疼痛剧烈，夜间尤甚，有时可出现放射性疼痛，伴消瘦、贫血，血沉加快。X线片显示椎体破坏变扁，椎间隙尚完整。

治疗方法一

【穴位选择】大杼、委中。

【药物组成】甲钴胺注射液。

【并用疗法】无。

【用法】每穴注射 1mL，隔日 1 次，共 20 次。

【取穴意义】腰椎间盘突出症主要病机是由于机体肾精气不足、外感风寒湿邪以及外伤、劳损等致气血瘀滞不通，经脉失于濡养。根据"经脉所过，主治所及"的治则，治疗取足太阳膀胱经腧穴。足太阳膀胱经挟脊抵腰络肾，循行于背部，又"腰背委中求"，《标幽赋》曰："泻络远针，头有病而脚上针。"《灵枢》所载"合治内腑"，六腑的病证均可取其相应的下合穴进行对症治疗，所以选委中可疏调经气，调和气血。大杼是经气所会聚的腧穴，属于八会穴中的骨会穴。在中医辨证论治方面，大杼、委中配伍，能够起到行气止痛治其标、补益肝肾治其本的作用。

【出处】李江洪，勇袁林 . 穴位注射治疗腰椎间盘突出症下肢疼痛疗效观察［J］. 山西中医，2017，33（11）：34-35.

治疗方法二

【穴位选择】气海俞、环跳、殷门、承山。

【药物组成】丹红注射液 8mL、2% 利多卡因注射液 1mL。

【并用疗法】无。

【用法】上述混合液患侧四联穴注射，每周 1 次，共 3 次。

【取穴意义】气海俞为气海的背腧穴，位于膀胱经，有固脱、温煦的作用；环跳位于足少阳胆经，可用于治疗腰胯疼痛、下肢痿痹；殷门位于膀胱经，主治腰痛、下肢痿痹；承山位于膀胱经，主治腰腿拘急、疼痛。气海俞扶正固脱，使正气得复，外邪不可侵入；环跳、殷门、承山三穴通经除痹，去痹止痛。诸穴共奏补气温阳、通经祛痹之功，再辅以丹参、红花活血逐瘀，血行风自灭，经络得通，可谓标本兼治，使正气得固，经脉通而得以濡养，从而使症状得到改善。

【出处】项俊，喻立．丹红注射液四联穴穴位注射治疗腰椎间盘突出症的疗效观察［J］．中国康复，2016，31（6）：433．

治疗方法三

【穴位选择】气海俞、关元俞、承扶、足三里。

【药物组成】复方当归注射液 2mL、2%盐酸利多卡因注射液。

【并用疗法】推拿手法治疗。

【用法】双侧取穴，每穴注射 0.5mL，隔日 1 次，共 3 次。

【取穴意义】中医学认为"通则不痛，痛则不通"，疼痛与经脉阻滞不通密切相关。复方当归注射液由当归、川芎、红花三味药物组成，具有活血化瘀、通络止痛的功效，现代医学研究证明当归、川芎合用，两者中的芳香类物质具有扩张血管、降低炎症反应的作用。"经脉所过，主治所及"，气海俞、关元俞分布于腰 3、腰 5 椎体棘突旁，位于骶棘肌处。骶棘肌痉挛可导致腰部疼痛，缓解肌肉痉挛可以改善症状。承扶穴为治疗腰腿痛的要穴，承扶可双向调节坐骨神经敏感性。足三里则主治下肢疾病。诸穴并用则收效良好。

【出处】屈勇，李慧琴，李玉娥．复方当归注射液穴位注射治疗血瘀型腰椎间盘突出症的疗效观察［J］．中国中医药科技，2019，26（5）：742-744．

第三节　慢性腰肌劳损

慢性腰肌劳损（chronic lumbar muscle strain）又称损伤性腰痛，是指腰部肌肉、腰臀部筋膜、腰椎棘上韧带、骶髂韧带等软组织因积累性、机械性的慢性损伤，或急性腰扭伤后未有效治疗而转为慢性所引起的腰腿痛等一系列症状。中医认为本病是由于腰部感受外邪，或外伤，或肾虚而引起气血运行失调，脉络绌急，腰府失养所致，以腰一侧或两侧疼痛为主要症状，属中医"筋伤"范畴。

诊断要点：①自觉腰部疼痛僵硬，酸胀乏力，容易疲劳，时轻时重，反复发作，劳累或受凉后加重，运动强度增加后更为明显。②清晨酸痛、冷痛或晨僵，或夜间疼痛影响睡眠，可放射到臀部、背部及下肢。③检查见腰转体时腰部疼痛，动作僵硬，协调性、柔韧性下降，脊柱腰段弧度正常或变直；一侧或两侧有单个或多个压痛点，其中以腰 3 横突周围、骶棘肌、髂骨和（或）骶骨后面腰背肌止点处最为常见；肌张力增加，可有硬结或僵硬的条索感，神经反射基本正常。④X 线检查：可有脊柱轻微侧弯、生理弧度减小，部分症状较重者需排除椎间盘突出症。⑤大部分患者伴有或轻或重的倦怠、嗜睡或失眠、多汗、乏力、心慌胸闷、腹胀、食欲下降等疲劳症状。

　　鉴别诊断：腰椎退行性骨关节病。主要表现为休息痛，即夜间、清晨腰痛明显，而活动后腰痛减轻；脊柱有叩击痛；X 线片可有腰椎骨质增生，椎体边缘增生骨赘。

治疗方法一

　　【穴位选择】阿是穴、三焦俞、肾俞、气海俞。

　　【药物组成】参脉注射液 1mL、复方丹参注射液 1mL、维生素 B_{12} 注射液 1mg、2％利多卡因注射液 1mL、维生素 C 注射液 1mL。

　　【并用疗法】无。

　　【用法】上述混合液每穴注射 2~6mL，2~3 日 1 次，5~8 次为 1 疗程。

　　【取穴意义】阿是穴、三焦俞、肾俞和气海俞等均为针灸治疗腰痛的经验穴；复方丹参注射液能扩张血管，促进血液循环，提高组织的血液灌注量，抑制血小板的凝集，促进炎性物质吸收，从而改善病变组织营养和代谢产物的排泄，活血化瘀；参麦注射液能提高局部组织的代谢活性及耐缺氧能力，促进组织修复。

　　【出处】林鸿生，罗平，傅忠义. 穴位注射疗法治疗运动员腰肌劳损 39 例 [J]. 军事体育进修学院学报，2007，26（1）：126-128.

治疗方法二

　　【穴位选择】肾俞、白环俞穴。

　　【药物组成】当归注射液 2mL、维生素 B_{12} 5mg、2％利多卡因 1mL。

　　【并用疗法】无。

　　【用法】上述混合液每穴注射 2mL，隔日 1 次，3 次为 1 疗程，共 3 疗程，每疗程间隔 7 日。

【取穴意义】肾俞穴能益肾气、利腰脊；白环俞可健腰，为足太阳膀胱经主治腰痛、腰肌劳损之重要穴位。穴位注射起到活血通经、止痛、益肾利腰之功效。

【出处】陈升见，刘文台. 穴位注射治疗腰肌劳损 154 例疗效观察 [J]. 实用医学杂志，2005，21（15）：1667.

治疗方法三

【穴位选择】肾俞、大肠俞、阿是穴、命门、腰阳关、秩边。

【药物组成】健骨注射液。

【并用疗法】无。

【用法】每穴注射 1mL，两侧穴位交替使用，每日 1 次，共 10 次。

【取穴意义】腰部作为肾之府，肾俞穴属于肾脏背俞穴，针刺该部位具有补益肾气、壮腰益肾功效；命门与督脉相通，针刺能够治肾壮腰，主要用于治疗虚损腰痛等病证，各穴联用穴位注射具有调节膀胱经气血、通络止痛的作用，从而调整神经功能，解除患者腰部痉挛，松弛紧张肌肉。

【出处】贾春生，尹宝光. 特色穴位注射疗法——健骨注射液的应用技术（疼痛篇）[M]. 北京：中医古籍出版社，2018：194–195.

第四节　棘间与棘上韧带损伤

棘上韧带起于颈 7 棘突，止于腰 5 棘突，当脊柱前屈时，最易为暴力所伤。棘间韧带位于棘突之间，韧带的退行性改变加上弯腰、屈身等姿势及用力不当，可使棘间韧带损伤，棘上韧带和棘间韧带亦可因长期弯腰活动而劳损。因此，临床常见腰部的棘上韧带损伤（trauma of supraspinous ligament）和棘间韧带损伤（trauma of interspinous ligament），出现腰背部疼痛，活动受限，弯腰及劳累后症状加重，起卧困难，甚至呈强迫体位等症状。中医认为本病是由于跌仆闪挫，气血瘀滞，搏于背脊，筋脉瘀阻，或肝肾亏损，精血不足，筋失荣养。跌仆外伤、屏气闪挫或因久病不愈，均可导致经络气血不畅，瘀血留着局部，"不通则痛"。若本先天禀赋不足，或久病体虚，或年老体衰，肝肾亏虚，精血不足，无以濡养筋脉，筋肉痿软，若活动不慎，则易引起本病的发生。本病属中医学"腰背痛""腰痛"范畴。

诊断要点：①有慢性劳损病史，背痛或腰痛；②有明显的压痛点，痛点和压痛点常局限于棘突或棘上、棘间韧带的某一点；③凡是牵拉棘上韧带和棘间韧带的试验均为阳性；④拾物试验。患者站立，嘱其弯腰拾取地上的物品，如患者屈髋膝，直腰下蹲拾物而不能弯腰拾物，则为阳性。

鉴别诊断：急性腰扭伤多有明确的腰部扭伤史，棘上韧带和棘间韧带损伤多在弯腰拾物或负重时发生。急性腰扭伤在腰部受伤后，有准确的疼痛部位，棘上韧带和棘间韧带损伤，疼痛部位在腰椎正中位，活动受限，不能翻身、坐立和行走，常保持一定强迫姿势以减少疼痛，腰痛症状虽严重却不伴有下肢的神经症状。

治疗方法一

【穴位选择】阿是穴。

【药物组成】复方倍他米松注射液 1mL、人胎盘组织液注射液 2mL、2% 利多卡因注射液 1.5mL。

【并用疗法】中药外敷：当归、川芎、秦艽、赤芍、老葱、羌活各 30g，土鳖虫 20g，乳香、没药各 10g，川乌、草乌、地龙、川断、狗脊、红花各 15g，甘草 6g，黄酒 200g。装入纱布袋内放于砂锅中，加水 1500mL，开锅后文火煎煮 20 分钟，加入黄酒。趁热将纱布药袋热敷患处，凉后加温继敷。每日 2 次，每次 30 分钟，每剂药用 2~3 日，连用 5 剂。

【用法】穴位注射，每周 1 次，3~4 次为 1 疗程。

【取穴意义】阿是穴为针灸治疗腰痛的经验穴，上药穴位注射，抗炎作用明显，减轻局部充血水肿，降低毛细血管通透性，阻止炎性递质的释放；还能有效减少组织粘连，促进损伤组织修复，诸药协同应用，效果独特。

【出处】陈庆华 . 穴位注射加中药外敷治疗腰棘间韧带损伤疗效观察 [J]. 山西中医，2007，23（6）：43.

治疗方法二

【穴位选择】夹脊穴（病变部位）。

【药物组成】当归（或红茴香）注射液。

【并用疗法】电针。

【用法】每日 1 次，6 次为 1 疗程。

【取穴意义】华佗夹脊穴为督脉及膀胱经所布之处，针之可调督益阳，疏通气血；当归注射液穴位注射具有补血活血、通经止痛的作用，并能疏通经络，通利关节，解除疼痛。

【出处】李晋萍．针刺夹脊穴、当归针穴位注射综合治疗棘韧带炎 42 例 [J] 云南中医中药杂志，2002，23（3）：27.

治疗方法三

【穴位选择】阿是穴。

【药物组成】野木瓜注射液 2mL。

【并用疗法】皮下对刺滞拉针。

【用法】阿是穴左右 0.5 寸处各注射 1mL，每日 1 次，5 次为 1 疗程，共 2 疗程。

【取穴意义】阿是穴注射可激发经络之气血，起到鼓动气血、活血通络、消肿止痛等作用，穴位注射野木瓜注射液配合皮下对刺滞拉针，针、穴、药并举达到松解、舒筋通络、活血止痛的作用。

【出处】赵泽顺，朱士涛．皮下对刺滞拉针加穴位注射治疗腰椎棘上韧带损伤 50 例 [J]．针灸临床杂志，1999，15（11）：30-31.

第五节　第 3 腰椎横突综合征

第 3 腰椎横突综合征（transverse process syndrome of third lumbar vertebra）是因第 3 腰椎横突周围组织的损伤，造成慢性腰痛，出现以第 3 腰椎横突处压痛为主要特征的一种病症，因其可影响邻近的神经纤维，常伴有下肢疼痛，故称为第 3 腰椎横突综合征，也称腰 3 横突炎、腰 3 横突滑膜囊炎，或腰 3 横突周围炎。属中医"伤筋"或"腰痛"范畴，主要与感受外邪、跌仆损伤和劳欲太过等因素有关，致腰部经络失于温煦、濡养，从而发为疼痛。

诊断要点：①有腰 3 横突附近慢性疼痛病史；②腰 3 横突末端明显压痛或可触及痛性硬结，用局麻药封闭治疗后疼痛消失是最可靠的诊断依据；

③腰椎 X 片显示除腰 3 横突较大较长外，均无其他改变。

鉴别诊断：①急性腰扭伤。患者多有明显的腰部扭伤史，伤后腰部剧烈疼痛，有明显腰肌紧张及局部压痛，腰部活动功能受限明显，X 线片无异常改变。②棘上或棘间韧带损伤。本病有明显的外伤史，腰部功能受限，腰部呈局灶性疼痛，压痛点多局限在棘上或棘突间，多无肌紧张。X 线片显示无异常。

治疗方法一

【穴位选择】阿是穴。

【药物组成】当归注射液 4mL、维生素 B_{12} 注射液 1mg、2% 利多卡因注射液 3mL。

【并用疗法】拔走罐，每日 1 次，7 日为 1 疗程。

【用法】穴位注射，隔日 1 次，3 次为 1 疗程。

【取穴意义】阿是穴属近部取穴法，能疏通局部气血，使气血调和。局部穴位注射利用其液压作用，使局部的粘连肌腱松解、痉挛的肌腱放松。当归注射液能控制局部无菌炎症，通经活络，改善血液循环，促进炎症吸收，从而达到消炎镇痛的作用。

【出处】何秀静. 拔走罐穴位注射并用治疗腰 3 横突综合征 98 例 [J]. 实用中医内科杂志，2005，19（1）：90-91.

治疗方法二

【穴位选择】阿是穴（第 3 腰椎横突顶尖部）。

【药物组成】曲安奈德注射液 1mL、2% 利多卡因 2～3mL、维生素 B_{12}0.5mL。

【并用疗法】针灸：苍龟探穴法。

【用法】穴位注入 2.5～3mL，每周 1 次，3 次为 1 疗程。

【取穴意义】苍龟探穴法针刺可激发经气，疏通经络，起到松解粘连、消炎祛痛等作用。上述药物合用阿是穴注射，可解除软组织粘连、挛缩，消除充血、水肿，促进无菌性炎症吸收。

【出处】李伟广. 综合疗法治疗第 3 腰椎横突综合征 210 例 [J]. 人民军

医，2004，47（9）：521-522.

治疗方法三

【穴位选择】阿是穴、肾俞、大肠俞、气海俞、腰夹脊。

【药物组成】健骨注射液。

【并用疗法】无。

【用法】每穴注射 1mL，隔日 1 次，3~4 次为 1 疗程。

【取穴意义】阿是穴多位于病变附近，可反映病情，大肠俞调和肠胃，理气降逆。通过针刺治疗可疏调局部脉络、经脉与经筋之气血，达到通经止痛的目的。此外，肾俞穴可调和气血，补肾健体。诸穴合用配合药物注射可起到活血、行气、止痛的作用。

【出处】贾春生，尹宝光. 特色穴位注射疗法——健骨注射液的应用技术（疼痛篇）[M]. 北京：中医古籍出版社，2018：196-197.

第六节　腰腿痛

腰腿痛（lumbocrural pain）是骨伤科常见的多种疾病的共有症状，主要由腰腿部肌肉、肌筋膜、韧带的损伤、炎症、增生、慢性劳损等病变导致。在临床上，本病多见于腰臀肌筋膜炎、第 3 腰椎横突综合征、梨状肌综合征、根性坐骨神经痛等疾病。中医把本症归属于"伤筋""痹证"的范畴。

诊断要点：①腰臀部肌肉僵硬且疼痛，过度劳累或单一姿式过久则加剧，注意劳动中的体位和姿势则减轻，气候改变也可使症状加重。②腰部酸痛部位广泛，定位不清，可向臀部、大腿内侧放射。臀及下肢坐骨神经痛时，臀部有压痛，但无明显下肢放射痛，梨状肌试验阳性。③X 线检查时除第 3 腰椎横突有明显过长现象外，无明显异常。

鉴别诊断：腰椎间盘突出症表现为腰痛，并伴有或不伴有一侧或双侧下肢放射痛，检查可见腰肌痉挛、小腿外侧皮肤感觉减退、直腿抬高试验阳性等表现，腰椎间盘 CT 或核磁共振检查可明确诊断。

治疗方法一

【穴位选择】阿是穴。

【药物组成】伊痛舒注射液或复方当归注射液、10%葡萄糖注射液 12mL、维生素 B_{12} 注射液 1mL、2%利多卡因注射液 1mL。

【并用疗法】无。

【用法】根据临床辨证属风寒湿痹型者用伊痛舒注射液混合液，气滞血瘀型者用复方当归注射液混合液，每穴注射 4~10mL，隔日 1 次，7 次为 1 疗程。

【取穴意义】隋代著名医家巢元方在其所著《诸病源候论》中对腰痛的病因做了明确的阐述："凡腰痛有五，一曰少阴……二曰风痹……三曰肾虚……四曰坠堕伤腰……五曰寝卧湿地。"因此可知中医学认为腰腿痛与感受风寒湿邪、气血凝滞、外伤劳损和肝肾亏虚关系密切。《素问·痹论》指出"风寒湿三气杂至合而为痹"。本病的病位多在腰骶、脊柱。"腰为肾之府"，脊柱为督脉循行所在，故本病病机为本虚标实，肝肾亏虚，督脉受损，风寒湿邪侵袭而致督脉及膀胱经经气失调，经络痹阻，气血瘀滞，不通则痛。鉴于此，治疗中老年腰腿痛主要是针对标实进行治疗。根据临床表现进行中医辨证发现，腰腿痛患者中，风寒湿痹型和气滞血瘀型两个证型最为常见，采用不同的药物进行分型穴位注射治疗收效更好。

【出处】李鉴，李莉，耿春梅，等. 中医辨证水针治疗中老年腰腿痛疗效观察［J］. 中国民间疗法，2014，22（12）：15-16.

治疗方法二

【穴位选择】①大肠俞、秩边、承扶、次髎、环跳、承山、委中；②阳陵泉、足三里、风市、悬钟。

【药物组成】①祖师麻注射液 80mg、2%利多卡因注射液 1mL；②泼尼松龙注射液 41.66mg、2%利多卡因注射液 1mL。

【并用疗法】针刺按摩。

【用法】两组穴位交替使用。注射第 1 组药液，1 日 1 次，10 日为 1 疗程，每疗程间休息 3 日；注射第 2 组药液，每周 2 次，3 次为 1 疗程，每疗程间休息 3 日。

【取穴意义】中医认为腰腿痛的发病原因为"不荣则痛，不通则痛"。通过对患侧环跳、秩边、阳陵泉、承山等穴位进行穴位注射，可以将经气充分激发，使气血更加调和，从而解除痉挛，营卫调和则风、寒、湿无所依附。

【出处】赵风珍. 针刺按摩、穴位封闭治疗腰腿疼痛 130 例临床观察 [J]. 甘肃中医学院学报，1993，47（9）：521-522.

治疗方法三

【穴位选择】肾俞、委中、腰眼、命门、腰阳关、阳陵泉。

【药物组成】地塞米松注射液 5mg，2% 普鲁卡因注射液（皮试阴性）2mL，当归注射液、黄瑞香注射液各 1mL。

【并用疗法】注射完毕用 TDP 照射疼痛部位 30 分钟。每日 1 次，10 次为 1 疗程。

【用法】每日 1 次，共 10 次。

【取穴意义】中医学认为，该病主要病因为身劳汗出、涉水冒雨、坐卧冷湿之地等导致寒湿入侵机体，阻滞经络，或因长期弯腰劳作，跌仆闪挫，导致气血不畅，经脉受损，气滞血瘀，进而发展为腰腿痛。腰阳关具有益肾助阳强腰的功用，此穴对腰腿痛具有较好疗效；肾俞具有益肾助阳、强腰利水之功效；委中可祛除膀胱经的寒湿水气。诸穴相配可达到疏通经气、散寒除湿、调补肾气、腰痛自止的目的。

【出处】刘念稚. 疼痛穴位注射疗法大全 [M]. 北京：中国中医药出版社，2002：326.

第七节　腰椎退行性骨关节病

腰椎退行性骨关节病（lumbar degenerative osteoarthropathy）又称腰椎增生性骨关节炎、腰椎肥大性骨关节病，是由于年龄和诸种因素引起的以腰椎关节软骨退变、椎体骨质增生为主的腰椎骨关节炎。腰椎退行性骨关节病属中医"骨痹"范畴。中医学认为此病是由于督脉阳气不振或肾精亏损、命门火衰，而风寒湿邪乘虚内袭，邪结瘀凝而致。

诊断要点：①逐渐发生的腰椎关节或腰部疼痛，休息后可缓解；②晨起和劳累时出现短暂的关节僵硬，多无全身症状；③X线显示关节间隙变窄、骨赘形成或软骨下骨密度增高和囊肿而无其他明确原因。

鉴别诊断：腰椎间盘突出症表现为腰痛，并伴有或不伴有一侧或双侧下肢放射痛，检查可见腰肌痉挛、小腿外侧皮肤感觉减退、直腿抬高试验阳性等表现，腰椎间盘CT或核磁共振检查可明确诊断。

治疗方法一

【穴位选择】肾俞、委中穴。寒湿腰痛者加腰阳关、大肠俞；劳损腰痛者加阳陵泉、次髎；肾阳虚者加志室、关元俞、气海俞；肾阴虚者加照海、太溪。

【药物组成】当归注射液4mL、香丹注射液2mL、祖师麻注射液2mL、野木瓜注射液2mL，混合液共计10mL。

【并用疗法】TDP神灯治疗。

【用法】两侧（或单侧）穴位注射，每穴2~3mL，每日1次，10日为1疗程，一般治疗2~3疗程。

【取穴意义】中医学认为本病多因先天禀赋不足、后天久劳，伤及肝肾，导致肝血不足，经络瘀阻，产生腰部疼痛酸胀，活动受限。故治宜活血祛瘀，通络止痛。穴位注射所用药物由当归、红花、川芎、丹参、降香、祖师麻、野木瓜等组成，上述药物有养血活血、舒经活络、祛风除湿、化瘀止痛的功效。药物直接作用于损伤部位，效果更佳。

【出处】李炼. 穴位注射配合TDP治疗腰椎退行性骨关节病疗效观察[J]. 光明中医，2010，25（4）：655-656.

治疗方法二

【穴位选择】夹脊穴、委中、悬钟、太溪等。

【药物组成】麝香注射液4mL、骨宁注射液2mL、生理盐水适量。

【并用疗法】无。

【用法】每穴注射2mL，左右交替，每日1次，12次为1疗程。

【取穴意义】中医学认为此病是由于督脉阳气不振或肾精亏损，命门火衰，风寒湿邪乘虚内袭，邪结瘀凝而致。夹脊穴为督脉及膀胱经所布之处，针之可调督益阳，疏通气血；委中为太阳之合穴，可疏通膀胱之经气；悬钟为髓会，可补髓并通少阳之经；太溪为肾之原穴，能补肾健骨。麝香注射液开窍通络活血作用强；骨宁注射液为多肽类骨代谢调节因子，含有机钙、磷、盐及微量元素、氨基酸等，能调节骨代谢。二者合用可共奏补肾健骨、活血通络之功。

【出处】陈尚杰，陈文，庞勇．穴位注射治疗腰椎退行性骨关节病的临床观察［J］．中医正骨，2003，15（11）：12.

治疗方法三

【穴位选择】环跳、气海俞。

【药物组成】复方当归注射液、2%普鲁卡因注射液（皮试阴性）。

【并用疗法】针刺。

【用法】抽取混合药液 4~20mL 进行穴位注射。

【取穴意义】环跳为足太阳与足少阳两经交会穴，具有消肿定痛之力，用于治疗腰胯疼痛、下肢痿痹；气海俞为气海穴的背俞穴，位于膀胱经，有固脱、温煦的作用。二穴联合应用，穴位注射后药物持续刺激，可达良效。

【出处】刘雪音．针刺、穴位注射治疗腰椎骨质增生等 351 例［J］．贵阳中医学院学报，1990，03：34-35.

第八节　外伤性截瘫

外伤性截瘫（traumatic paraplegia）是由于脊柱受外力而导致脊髓损伤部位以下肢体发生瘫痪的病证，多为脊柱骨折、脱位等外伤并发症，表现为脊髓损伤平面以下的运动、感觉及反射出现严重功能障碍，常遗留截瘫及二便功能障碍。中医学将本病归属于"体惰""痿证""痹证"等范畴。

诊断要点：①有明确的脊柱、脊髓外伤史；②体检发现腰背部局部有损伤、压痛、后突畸形及肢体的感觉、运动功能障碍等；③X 线摄片有助于诊断；④排除脊柱结核，脊柱、脊髓、硬脊膜外脓肿，癔病性瘫痪等。

鉴别诊断：脊椎结核常有低热、盗汗、消瘦等全身症状，血沉加快，影像学检查可见骨质破坏或椎旁脓肿。

治疗方法一

【穴位选择】夹脊穴（损伤节段）、三阴交、足三里。

【药物组成】鼠神经生长因子 20μg、生理盐水 2mL。

【并用疗法】运动疗法：每日进行被动的关节全范围活动训练、肌力训练、神经肌肉促进法训练、坐站平衡训练、转移训练（包括垫上移动、床椅转移等）、轮椅训练、ADL 训练等。

【用法】双侧三阴交及双侧足三里，每次取 2 穴，夹脊穴每次必取，另外两穴轮流使用。每次 4 穴各注射 0.5mL，每日 1 次，10 次 1 疗程，休息 1 周，进行下一疗程，共 6 疗程。

【取穴意义】选用夹脊穴以调理阴阳平衡，选用双侧足三里，取其"治痿独取阳明"之意，调胃健脾，养血荣筋。配合双侧三阴交，固肾培本，和胃疏肝健脾，调整阴液输布，使筋骨荣润。以上穴位交替使用，将药液注入穴位，通过腧穴对药物的逐渐吸收，产生缓慢而持久的作用，并通过经络而到达病所。

【出处】刘西纺，孙银娣，顾新．穴位注射鼠神经生长因子结合运动疗法对外伤性截瘫患者运动功能恢复的影响［J］．中国实用神经疾病杂志，2013，16（21）：1-3.

治疗方法二

【穴位选择】主穴：背俞穴（左侧）、夹脊穴（受损脊髓平面右侧）；配穴：涌泉、关元、秩边。

【药物组成】院内制剂：当归 1、2 号。

【并用疗法】针刺、功能锻炼、按摩等。

【用法】每穴注射 2mL，12 日为 1 疗程，休息 2 日，进行下一疗程，共 2 疗程。

【取穴意义】夹脊穴和背俞穴均跟督脉靠近，针刺可直接作用于督脉，同时也有利于避免直接对脊柱进行针刺所导致的炎症和损伤，安全性高。临床上解剖结构表明，从椎间孔发出的神经由两条神经纤维组成，采用交替取穴方法可避免重复刺激，有利于减轻患者痛苦。同时，针刺背俞穴和夹脊穴，有利于促进休眠神经组织的复苏，促进纤维再生和神经元蛋白合成，将非神经元细胞代偿作用激活，改善患病部位组织代谢和微循环，改善脊神经细胞功能，减轻水肿。穴位注射则发挥针刺、药物、穴位和经络的综合作用，增强疗效。

【出处】钟建聪.华佗夹脊穴及背俞穴交替针刺治疗截瘫的临床价值[J].大家健康，2015，9（7）：28-29.

治疗方法三

【穴位选择】①夹脊穴（截瘫节段）、环跳、秩边、承扶、殷门、委中、合阳、承山、飞扬、绝骨、昆仑；②髀关、伏兔、风市、血海、阳陵泉、足三里、三阴交、太溪、太冲、解溪。

【药物组成】红花注射液、维生素 B_1 注射液、维生素 B_{12} 注射液。

【并用疗法】电针、推拿按摩、功能锻炼等。

【用法】均双侧取穴。小便失禁加气海、关元、中极；大便失禁加天枢、大肠枢。每次选主穴（除夹脊穴外）中的 3~6 穴，15 次为 1 疗程，共 6~10 疗程。

【取穴意义】电针刺激能明显促进神经损伤后肢体功能恢复。穴位注射红花注射液可活血化瘀，注射维生素 B_1、维生素 B_{12} 注射液可增加神经营养，促进神经功能恢复。配合推拿按摩可促进肢体肌群血液循环，疏通壅塞，调理气血，直接改善局部血液供应，防止肌肉萎缩和关节僵直。长期的功能锻炼可增加患者肢体肌肉强度，促进肌肉代谢产物的排出，促证肌肉正常代谢活动，维持肌力，使部分功能得以重建。

【出处】王忠.电针、穴位注射、推拿按摩综合疗法治疗外伤性截瘫 18 例［J］.甘肃中医学院学报，2002，19（1）：52-53.

第十五章　骶尾部疾病

第一节　梨状肌综合征

梨状肌综合征（piriformis syndrome）是指梨状肌损伤后刺激或压迫坐骨神经而引起的以一侧臀腿疼痛为主要表现的疾病。本病多由间接暴力所致，如闪、扭、跨越、反复下蹲等动作及慢性劳损，感受风寒侵袭等引起。腰部遇有跌闪扭伤时，髋关节急剧外展、外旋，梨状肌猛烈收缩，或髋关节突然内旋，使梨状肌受到牵拉，均可使梨状肌遭受损伤。有坐骨神经走行变异者更易发生本病。梨状肌的损伤可能为肌膜破裂或部分肌束断裂，导致局部充血、水肿，肌肉痉挛、肥大或挛缩，常可压迫、刺激坐骨神经而引起臀部及大腿后外侧疼痛、麻痹。久之可引起臀大肌、臀中肌的萎缩。某些妇女由于盆腔炎、卵巢或附件炎等波及梨状肌，也可引起梨状肌综合征。本病属中医的"痹证"范畴。

诊断要点：①有外伤或受凉史；②常发生于中老年人；③臀部疼痛，严重者患侧臀部呈持续性"刀割样"或"烧灼样"剧痛，多数伴有下肢放射痛、跛行或不能行走；④臀部梨状肌部位压痛明显，并可触及条索状硬结，直腿抬高在60°以内疼痛明显，超过60°后疼痛减轻，梨状肌紧张试验阳性；⑤CT、MRI无腰椎间盘突出、结核等征象。

鉴别诊断：腰椎间盘突出症。腰椎间盘突出的髓核压迫或刺激神经根可以出现臀部及以下坐骨神经行经部位的疼痛，根据影像学检查可资鉴别。

治疗方法一

【穴位选择】阿是穴（梨状肌体表投影）、阿是穴（臀中肌体表投影）、风市穴、承山穴。

【药物组成】曲安奈德注射液 10mg、2% 利多卡因注射液 3mL。

【并用疗法】无。

【用法】上述 4 个穴位分别注射，每 5 日 1 次，5 次为 1 疗程。

【取穴意义】梨状肌综合征疼痛部位为坐骨神经走行方向，为足太阳膀胱经、足少阳胆经循行部位，且风市穴属胆经，承山穴属膀胱经，在这两处均可出现疼痛，故选取上述穴位进行注射。

【出处】符涛，李彬锋，刘智斌 . 穴位注射治疗梨状肌综合征疗效观察 [J]. 湖南中医杂志，2015，31（11）：100-101.

治疗方法二

【穴位选择】环跳。

【药物组成】复方丹参注射液 4mL、10% 葡萄糖注射液 6mL。

【并用疗法】手法：放松肌肉、点穴通经、分筋弹拨、理筋复位、按压镇痛等。

【用法】快速刺入环跳穴，将针头提插数次，待局部有酸胀感后注入药物。2 日 1 次，5 次为 1 疗程，共 2~3 疗程。

【取穴意义】针刺环跳穴本身具有调节脏腑经络、阴阳气血的作用，尤其具有良好的止痛效果；丹参注射液具有行气活血、养血祛瘀、通络止痛之功，局部穴位注射能够集中药效直达病灶，更能增强穴位的刺激量，从而缓解肌肉痉挛，改善周围血管神经牵张、刺激和压迫状况，达到治疗目的。

【出处】游昌华 . 手法矫正联合丹参穴位注射治疗梨状肌综合征 90 例 [J]. 武警后勤学院学报（医学版），2014，23（11）：944-946.

治疗方法三

【穴位选择】环跳、委中、承山、阳陵泉。

【药物组成】复方当归注射液 4mL、醋酸泼尼松龙 2mL。

【并用疗法】无。

【用法】每穴注射 1.5mL，隔日 1 次，3 次为 1 疗程。

【取穴意义】在坐骨神经分布区范围内取环跳、委中、承山、阳陵泉穴位，用泼尼松龙、复方当归注射液直接穴位给药，使局部炎症、充血、水肿、痉挛迅速减轻和消除，从而减轻梨状肌刺激和对坐骨神经的压迫，最终达到消除症状、治其根本的目的。

【出处】杨玲，袁长春. 穴位注射治疗梨状肌综合征100例临床观察[J]. 中国民族民间医药杂志，2001，05：270-271.

第二节　臀上皮神经卡压综合征

臀上皮神经卡压综合征（gluteal nerve entrapment syndrome）又称臀上皮神经损伤、臀上皮神经嵌压症、臀上皮神经炎，是指臀上皮神经在穿过髂嵴部位时受到卡压所产生的以腰臀部疼痛、感觉异常，并可向大腿后外侧放射为特征的一种疾病。本病多因腰部软组织发生急、慢性损伤，使臀上皮神经受累所致。本病属中医学"腰痛"范畴，多因寒湿浸渍经络，气滞血瘀，脉络受阻而发，或年老精血亏衰，或房劳伤肾精气耗损，肾气虚惫而发。

诊断要点：①有腰部扭伤史或受风寒史。②患侧腰臀部尤其是臀部的疼痛，呈刺痛、酸痛或撕裂样疼痛。疼痛常持续发生，很少有间断发生。疼痛部位较深，区域模糊，没有明确界限。急性期疼痛较剧，可向大腿后侧放散，但常不超过膝关节。患侧臀部可有麻木感，但无下肢麻木。③起坐困难，弯腰时疼痛加重。④有固定压痛点，一般在髂嵴中点及其下方有压痛，按压时可有胀痛或麻木感，并向同侧大腿后方放射，一般放射痛不超过膝关节。直腿抬高试验多为阴性，腱反射正常。⑤影像学检查示腰椎骨质增生或侧弯者多见，但骨质病变处压痛不明显。

鉴别诊断：骶髂关节炎有单侧或双侧骶髂关节局部疼痛及压痛，疼痛可向下肢放射，影像学检查可见骶髂关节间隙及骨质改变。

治疗方法一

【穴位选择】腰1~3夹脊穴、腰眼。

【药物组成】维生素B_1注射液100mg、维生素B_{12}注射液0.5mg。

【并用疗法】电针治疗：取患侧腰1~3夹脊穴、三焦俞、肾俞、气海俞、大肠俞、关元俞、腰眼、压痛点、秩边、承扶、委中。每日1次，10次为1

疗程，疗程间隔 2 日，共 2 疗程。

【用法】患侧取穴，每穴注射 0.5~1mL，隔日 1 次，5 次为 1 疗程，疗程间隔 3 日，共 2 疗程。

【取穴意义】《灵枢·经脉》云："膀胱足太阳之脉……其支者，从腰中，下挟脊，贯臀，入腘中。"臀上皮神经分布区与足太阳膀胱经循行路线基本接近，电针治疗取穴以足太阳经穴为主，以疏通太阳经气，濡养本经气血，兼治经筋之病。腰 1~3 夹脊穴位于胸 12~腰 3 脊神经后支的外侧支出椎间孔处，腰眼穴处下有第 3 腰神经后支的皮支分布。维生素 B_1 注射液、维生素 B_{12} 注射液能营养神经，维持神经正常功能。穴位注射能使药物充盈穴位，缓慢吸收，较长时间刺激穴位，促进麻痹神经恢复正常。

【出处】唐军，栗汝峰. 电针配合穴位注射治疗臀上皮神经卡压综合征疗效观察［J］. 上海针灸杂志，2013，32（1）：17-18.

治疗方法二

【穴位选择】阿是穴。

【药物组成】2% 利多卡因注射液 2~4mL、曲安奈德注射液 2~4mL，维生素 B_{12} 注射液 1~2mL。

【并用疗法】无。

【用法】找到阳性反应点快速刺入皮下，施以提插手法，寻得酸胀麻痛等针感后，推入药液 2~3mL，然后将注射器针头退至皮下，再沿着不同方向继续寻找针感并注入药液，如此反复多次。此为多向刺穴位注射治疗。

【取穴意义】多向刺穴位注射治疗是在操作技巧上借鉴了合谷刺、浮针、小针刀等治疗技术的精髓，从单一的一穴一刺变为一穴多向刺，扩大了刺激与治疗范围。由于针刺方向与刺激范围的适当增加，可以有效地松解局部软组织粘连，减轻局部组织内压，缓解臀上皮神经等受卡压状况。再配以相关药物的使用，使药液充盈穴位及其周围，延长药物的吸收及其对穴位的刺激时间，有利于受损伤神经的功能恢复。

【出处】俞冬生，陈经贤，储德林. 多向刺穴位注射治疗臀上皮神经损伤临床观察［J］. 中医药临床杂志，2015，27（8）：1141-1143.

治疗方法三

【穴位选择】阿是穴（"条索样"硬物的头、中、尾三点）。

【药物组成】5%复方盐酸利多卡因注射液 3mL、醋酸曲安奈德注射液 3mL。

【并用疗法】手法：掌根按揉法、弹拨法、理顺法、指揉法等。

【用法】每穴注射 2mL，10 日 1 次，3 次为 1 疗程。

【取穴意义】用适中刺激量的推拿手法可提高患部的血液循环，减轻组织水肿。复方盐酸利多卡因起到局部止痛作用，醋酸曲安奈德是合成的皮质类固醇，具有强力抗炎作用且作用持久。阿是穴属近部取穴法，能疏通局部气血，使气血调和；推拿配合药物治疗可以大大提高患者的治愈率。

【出处】荆占军，李丽. 推拿加穴位注射治疗臀上皮神经损伤疗效观察 [J]. 北方药学，2014，11（6）：58-59.

第三节　骶髂关节炎

骶髂关节炎（sacroiliitis）是各种原因导致的骶髂关节炎症反应，以慢性炎症、骨质破坏及骨质增生为主要特点，可分为原发性和继发性。本病主要表现为腰臀部晨僵、疼痛。大多数的骶髂关节炎并不是单独的一个疾病，也表现于其他疾病，如许多强直性脊柱炎的患者在发病初期表现为骶髂关节炎。

诊断要点：①单侧或双侧骶髂关节局部疼痛。②单侧或双侧骶髂关节压痛，疼痛向下肢放射，腰骶部叩痛阳性，直腿抬高试验及"4"字试验不能配合。③骨盆 X 线检查显示骶髂关节软骨下骨边缘模糊，骨质破坏，关节间隙模糊、狭窄，骨密度增高及关节骨性融合等；骶髂关节 CT 示单侧或双侧骶髂关节耳状面多发骨皮质破坏，关节面模糊、密度稍增高；骨盆 MRI 检查示骶髂关节异常信号；放射性核素全身骨显像示骶髂关节异常。

鉴别诊断：臀上皮神经卡压综合征患侧腰臀部尤其是臀部疼痛，髂峰中点及其下方有固定压痛点，直腿抬高试验多为阴性，腱反射正常。

治疗方法

【穴位选择】关元俞。

【药物组成】青藤碱注射液 1.4mL、2%利多卡因注射液 1mL，共 2.4mL。

【并用疗法】红外线、可见光、偏振光照射左右关元俞 20 分钟。

【用法】每次双侧关元俞注射各 2.4mL。每日注射 2 次，2 次注射间隔 40 分钟，5 日为 1 疗程，间隔 1 周，共 2 疗程。

【取穴意义】青藤碱是一种具有广泛药理作用的中药，其明确的药理作用有抗炎、镇痛、免疫调节、促进组胺释放等。关元俞穴位注射青藤碱注射液可通过改善周围软组织血液循环，消除无菌性炎症等，同时保持气血通畅，使瘀滞得到有效消除。

【出处】贺艳芳，陈建平，崔剑. 穴位注射青藤碱治疗骶髂关节疼痛 64 例临床研究［J］. 临床医药实践，2018，27（7）：501-504.

第十六章　髋部疾病

第一节　坐骨结节滑囊炎

坐骨结节滑囊炎（ischium tubercle bursitis）是由于臀部摩擦挤压引起的局部炎症，以局限性酸胀疼痛为主要临床表现，患者以中老年女性居多。坐骨结节滑囊位于臀大肌与坐骨结节之间，由疏松结缔组织分化而成，为一密闭的结缔组织扁囊，囊腔呈裂隙状，其外层是致密结缔组织，内层是滑膜，内含少许滑液，功能为增加臀大肌与坐骨结节之间的润滑，缓解压力，减少摩擦，促进其运动的灵活性。当滑囊受到过量的摩擦或压迫时滑囊壁发生炎症反应，造成滑膜水肿、充血、增厚或纤维化，滑液增多，即形成滑囊炎。坐骨结节滑囊炎属中医"痹症""伤筋"范畴。风寒湿邪侵入肌体，留于关节、肌肉、筋骨，阻塞经络，气血运行不畅，"血不荣筋"则"伤筋"。血停成瘀，湿凝成痰，痰瘀互结成"痹"。

诊断要点：①有急性外伤史或慢性久坐病史；②一侧臀部疼痛，坐位加重，站立位或卧位缓解，严重者卧位亦感疼痛难忍；③疼痛常局限于臀尖部，亦有向大腿后侧扩散，甚至扩散至腘窝部；④坐骨结节处压痛明显，可及囊肿；⑤经 X 线或 CT 等检查排除局部肿瘤、结核等病变。

鉴别诊断：肛旁脓肿。肛旁疼痛、红肿，急性发病，血常规示白细胞增高。

治疗方法

【穴位选择】阿是穴（坐骨结节）。

【药物组成】醋酸曲安奈德注射液 10mg、利多卡因注射液 1.25mL，加生理盐水至总容量 10mL。

【并用疗法】齐刺阳性压痛点（坐骨结节）。

【用法】穴位注射，隔周 1 次，共 1~3 次。

【取穴意义】经筋之为病当以"以痛为俞"为原则，着重针对阿是穴，同时筋伤部位深，《灵枢·官针》云："齐刺者……治痹气小深者也。"故齐刺法能直达病所，温痹通经。

【出处】陈孝敬. 齐刺法配合穴位注射治疗早期坐骨结节滑囊炎 21 例［J］. 浙江中西医结合杂志，2012，22（9）：740.

第二节　股骨头缺血性坏死

股骨头缺血性坏死（ischemic necrosis of head of femur）是股骨头血供中断或受损，引起骨细胞及骨髓成分的死亡及随后的修复，继而导致股骨头结构改变，股骨头塌陷，引起关节疼痛、关节功能障碍的疾病，也称为无菌性骨坏死或无血管性骨坏死。股骨头缺血性坏死属中医学"骨痹""骨蚀"范畴。发病人群以儿童和青壮年多见，男性多于女性。

诊断要点：①有明显髋关节外伤史，有长期服用激素、过量饮酒史等；②股骨头缺血性坏死患者早期行走困难，多为跛行，髋膝部位有酸胀疼痛感觉，多伴有僵硬感，活动时疼痛加重，休息后疼痛可明显减轻；③髋关节活动受限，以旋转受限最为明显，病程时间久可导致关节屈曲、外展和内收受限，患肢股四头肌肉萎缩明显；④病程后期髋关节表现为屈曲内收畸形；⑤X线片显示有股骨头密度及形状结构等改变，MRI 检查示缺血性信号改变。

鉴别诊断：①骨关节炎。中晚期的骨关节炎关节间隙轻度变窄，出现软骨下囊性变时可能会混淆，但其 CT 表现为硬化并有囊变，MRI 改变以低信号为主，据此可鉴别。②类风湿关节炎。本病多见于女性，股骨头保持圆形，但关节间隙变窄、消失，常见股骨头关节面及髋臼骨侵蚀，故不难鉴别。

治疗方法一

【穴位选择】主穴：髀关、肾俞、足三里、关元、环跳；配穴：气滞血瘀者加委中、太冲、膈俞、血海、阿是穴；风寒湿痹者加风市、悬钟、阳陵泉、阿是穴;痰湿者加丰隆、脾俞、公孙、阴陵泉;气血虚弱者加气海、血海、脾俞、肝俞、命门;肝肾不足者加肝俞、太溪、光明、三阴交、腰阳关。

【药物组成】当归注射液、骨肽注射液。

【并用疗法】中药补肾壮骨,活血通络。组方:熟地黄20g,黄精20g,山茱萸15g,淫羊藿20g,丹参20g,山楂15g,枸杞子20g,乌梅15g,土鳖虫10g,骨碎补20g。加减运用:气滞血瘀者加乳香10g,没药10g,当归10g;风寒湿痹者加木瓜15g,羌活10g;痰湿者加半夏15g,陈皮10g;气血虚弱者加党参10g,黄芪15g,当归15g;肝肾不足者加杜仲15g,巴戟天15g,首乌15g。水煎取汁450mL,每次150mL,每日3次,3月为1疗程,治疗2~4疗程。

【用法】每次取4mL药液,选取5~6个穴位进行注射。每日2次,间隔1小时,3个月为1疗程。

【取穴意义】中医称股骨头坏死为骨蚀,肾虚、经脉痹阻是其主要发病机理。经脉痹阻的原因又有气滞血瘀、风寒湿痹、痰湿阻络、湿热瘀阻等。气血虚弱、肝肾不足使股骨头失去濡养而坏死。髀关、足三里为足阳明经穴,阳明经多气多血,足三里为胃经合穴,髀关位于病变局部,可疏通经络,调和气血。环跳为足太阳与足少阳两经交会穴,又在病变部位,具有消肿定痛之力。肾俞、关元又有益火之源、振奋阳气之功。诸穴合用,效更佳。

【出处】李奎哲. 穴位注射治疗股骨头缺血性坏死246例［J］. 中国社区医师·医学专业,2011,13(11):163.

治疗方法二

【穴位选择】环跳、秩边、承扶、大肠俞、阳陵泉、大杼、绝骨。

【药物组成】丹参注射液。

【并用疗法】穴位埋线:患侧大肠俞、阳陵泉、大杼、绝骨穴埋线,1个月1次。

【用法】患侧每穴注射2.5mL,每周3次,连续治疗6个月。

【取穴意义】依据"临近取穴"原则,采用环跳、秩边、承扶穴位注射,直接将具有活血化瘀作用的药物注入股骨头周围穴位。筋会阳陵,骨会大杼,髓会绝骨,诸穴并用,筋骨并重,充养骨髓,尤其是结合羊肠线长期刺激穴位,调和气血,疏通经络,改善股骨头的血供,既为新生组织提供了大量的饱和氧，也加快了坏死组织的吸收，使局部瘀去新生，骨组织得以修复再生。

【出处】王志刚．丹参注射液穴位注射联合羊肠线植入治疗股骨头缺血性坏死临床观察［J］．河北中医药学报，2009，24（2）：40-41.

治疗方法三

【穴位选择】主穴：髀关、居髎、肾俞、关元、足三里；配穴：膈俞、太冲、血海、阿是穴等加减应用。

【药物组成】复方当归注射液4mL。

【并用疗法】无。

【用法】每次选取5个穴位，每日2次注射，每次间隔1小时。1个月为1疗程，连续3疗程。

【取穴意义】中医认为，肾主骨生髓，肾俞为肾之背俞穴，具有补肾生精之功；髀关、足三里为足阳明经穴，阳明经多气多血，具有补血行气的作用；居髎位于病变局部，可疏通经络，调和气血；关元又有益火之源、振奋阳气的作用；配以太冲、膈俞、血海，活血理气。诸穴合用共奏行气活血、化瘀止痛之功。复方当归注射液的重要成分当归，味甘、辛，性温。归肝、心、脾经。具有补血调经、活血止痛之功，用于治疗血瘀诸症。

【出处】林治宇．中药穴位注射治疗股骨头缺血性坏死（血瘀气滞型）的疗效［J］．北方药学，2014，11（6）：58-59.

第十七章　下肢疾病

第一节　坐骨神经痛

坐骨神经痛（sciatica）是临床较为常见的一种病证，是指沿着坐骨神经通路及坐骨神经分布区域出现的疼痛，临床上将其分为原发性坐骨神经痛和继发性坐骨神经痛。原发性坐骨神经痛又称坐骨神经炎，主要是由于感染或中毒直接损害坐骨神经引起，多与肌炎、肌纤维组织炎同时发生，其诱发与受寒、受潮有直接关系。继发性坐骨神经痛大多由于邻近组织病变的压迫或刺激引起。坐骨神经痛会导致病灶部位微循环障碍，局部组织缺氧、缺血，肌肉痉挛，从而加重病情。坐骨神经痛是由于坐骨神经炎、脊柱炎、腰椎间盘突出等引发。中医学认为，坐骨神经痛属于"风痹""筋痹"范畴，多由于湿热风寒等邪气所致，导致气血瘀滞，闭阻经脉。

诊断要点：①典型的坐骨神经痛症状，如一侧或双侧下肢放射痛、麻木等；②腰椎核磁或 CT 排除腰椎间盘突出。

鉴别诊断：①腰椎间盘突出症。腰椎间盘突出的髓核压迫或刺激神经根可以出现坐骨神经痛的表现，根据典型的表现和影像学检查不难鉴别。②梨状肌综合征。臀部疼痛，多数伴有下肢放射痛、跛行或不能行走，梨状肌部位压痛明显，并可触及条索状硬结，梨状肌紧张试验阳性。

治疗方法一

【穴位选择】主穴：环跳、阳陵泉、夹脊穴；配穴：辨证属足太阳经者加秩边、殷门、承扶、委中、承山、昆仑；属足少阳经者加风市、膝阳关、阳辅、悬钟、足临泣。

【药物组成】654-2 注射液 1mL、维生素 B_1 注射液 100mg、10%葡萄糖注射液 20mL。

【并用疗法】针灸治疗。上述穴位，每次必取主穴，结合患者具体情况灵活选择配穴。连续治疗 7 日。

【用法】环跳穴注入 3~4mL，其他穴位注入 2mL，每日 1 次，连续治疗 7 日。

【取穴意义】本病病变经脉主要涉及经筋、足太阳经络以及足少阳经络。对这些穴位进行针刺，能达到疏通气血、通则不痛的效果。对环跳、阳陵泉、夹脊穴等进行针刺能达到舒筋通络、祛湿止痛的目的，是治疗坐骨神经痛的根本穴位。针刺腧穴还能达到促进血液流变、修复受损组织、促进炎性因子吸收的目的，进而起到良好的镇痛效果。针灸能有效激发有机体致痛与抗痛物质，针灸过程是心理因素、体液因素、神经因素、经络因素共同参与的复杂过程，能有效促使抗痛机能向着不痛方向转化。穴位注射疗法则能发挥针刺、药物、穴位的共同作用，通过疏通经络、扶正祛邪进一步调节机体的防御能力，从而有效达到经气通畅、邪祛正复的效果。

【出处】付尧. 针灸配合穴位注射治疗坐骨神经痛的疗效分析［J］. 中国民间疗法，2016，24（3）：37-38.

治疗方法二

【穴位选择】主穴（太阳膀胱经及足少阳胆经经穴）：环跳、承扶、殷门、风市、委中、承山、阳陵泉、悬钟、昆仑、丘墟等。配穴：风寒湿型者配肝俞、膈俞；气滞血瘀者配足三里、血海、膈俞；脾肾阳虚型者配肾俞、脾俞、三阴交。

【药物组成】复方当归注射液。

【并用疗法】上述穴位针灸治疗。

【用法】每穴注射 1~2mL 药液，每日或隔日 1 次，10 次为 1 疗程，休息 3 日，进行第 2 疗程。

【取穴意义】足太阳膀胱经和足少阳胆经的循行与坐骨神经的分布、走向有密切关系。多数坐骨神经痛患者在足太阳、足少阳两经上有压痛点，故临床选取该两经上的腧穴进行针灸、药物穴位注射不仅可疏通两经的经气，同时也起到行气活血、舒筋活络的作用。

【出处】高俊雄．针灸配合穴位注射治疗坐骨神经痛的疗效分析［J］．中国针灸，1995，03：25-26.

治疗方法三

【穴位选择】主穴：大肠俞、环跳、股门。配穴：小腿后侧至足跟痛者配委中、承山、昆仑；小腿前外侧、足背部痛者配委阳、阳陵泉、绝骨；全小腿痛者选配上述全部配穴。

【药物组成】醋酸泼尼松龙注射液 25mg、1% 奴夫卡因注射液 10mL、当归注射液 2mL。

【并用疗法】无。

【用法】每次选用 4~5 个穴位，各穴交替应用。大肠俞注射 3mL，其余穴位各注射 2mL。7 日 1 次，5 次为 1 疗程，休息 7 日进行第 2 疗程。

【取穴意义】结合解剖学观察，坐骨神经来自腰 4~骶 3 神经根，大肠俞注射可将药物直接作用于腰神经根前支，这对根性坐骨神经痛效果较好。在针刺环跳穴时针尖应刺中坐骨神经干再进行注射。这对治疗干性坐骨神经痛效果尤佳。若选配委中、委阳，可分别刺及坐骨神经的两大分支胫神经和腓总神经干，这些穴位可消除小腿及足部症状。临床实践证明，针刺坐骨神经干不但不会造成神经损伤，相反却能激活和增加神经纤维的兴奋活动。

【出处】赵安民，杨铁军．穴位注射治疗坐骨神经痛 1000 例临床观察［J］．中国针灸，1990（05）：9-10.

第二节　股外侧皮神经炎

股外侧皮神经炎（lateral femoral cutaneous neuritis）也称感觉异常性股痛（meralgia paraesthetica，MP），是由股外侧皮神经损伤所致，主要表现为大腿前外侧下 2/3 皮肤区域感觉异常（麻木、疼痛、蚁走感、烧灼感等）。本病属中医学"痹症""皮痹""肌痹"等范畴。本病病因病机多为正气内虚，风寒湿邪乘虚而外袭，或劳损外伤等外邪客于经络、皮部，卫阳被遏，筋脉闭阻，气血运行不畅，筋脉肌肤失养而发病，致患处皮肤疼痛、麻木等不适及感觉异常。

诊断要点：①一侧或双侧大腿前外侧皮肤有蚁走感、麻木或刺痛，久站或步行较久后症状加剧；②查体可有大腿外侧感觉过敏、减退或消失，无肌肉萎缩和无力等运动神经受累。

鉴别诊断：早期麻风。本病多发于麻风流行病区，根据流行病史、病情经过、病理活检，包括神经纤维染色、抗酸杆菌染色等综合分析，加以区别。

治疗方法一

【穴位选择】皮肤感觉异常区的上下左右四个极点，与中心点共 5 个注射点。

【药物组成】维生素 B_1 注射液、维生素 B_{12} 注射液。

【并用疗法】针灸和电针治疗。主穴：阿是穴；配穴：患侧腰 2~3 夹脊穴、风市、髀关、环跳、伏兔、血海、阳陵泉。每日 1 次，6 次为 1 疗程，疗程间隔 1 日，共治疗 2 疗程。

【用法】上述注射点，每点注射 1mL，每日 1 次，连续治疗 6 日为 1 疗程，疗程间隔 1 日，共 2 疗程。

【取穴意义】《灵枢·经脉》曰："经脉者，所以能决死生，处百病，调虚实，不可不通。"故本病治疗原则以宣通局部经脉气血为主。本病发病涉及足阳明胃经、足少阳胆经。故针灸选穴以足阳明胃经和足少阳胆经穴为主，针刺以激发两经气血，使局部筋脉肌肤得以濡养。股外侧皮神经发自第 2、3 腰神经前支后股，故取病侧腰 2~3 夹脊穴；足阳明胃经和足太阴脾经是多血之经，通过针刺血海、伏兔，可使经脉气血通畅，脾胃得调，气血生化有源；阿是穴直达病所，刺之可疏通局部经脉气血。在传统针刺基础上结合营养神经药物维生素 B_1 注射液、维生素 B_{12} 注射液进行穴位注射，可以加强针刺的针感，增强针刺对穴位、经络的刺激作用，取得更好效果。

【出处】杨雪晴，尹莹，武彩花. 电针配合穴位注射治疗股外侧皮神经炎40 例［J］. 世界最新医学信息文摘，2018，18（62）：217-218.

治疗方法二

【穴位选择】风市、环跳、血海、伏兔。

【药物组成】盐酸川芎嗪注射液。

【并用疗法】口服甲钴胺片。

【用法】每穴注射 0.5mL，每日 1 次，30 次为 1 疗程。

【取穴意义】本病发病涉及足阳明胃经、足少阳胆经经脉，故穴位注射选取上述穴位。川芎嗪能有效抑制血小板聚集与激活，降低血浆纤维蛋白原的产生，抗氧自由基，改善微循环，增加血流速度及流量，能有效改善周围神经病变的作用。

【出处】焦志勤，肖飞. 盐酸川芎嗪联合甲钴胺治疗股外侧皮神经炎的疗效观察［J］. 现代药物与临床，2015，30（4）：429-432.

治疗方法三

【穴位选择】皮肤感觉异常区的上下左右四个极点，与中心点共 5 个注射点。

【药物组成】维生素 B_1 注射液 100mg、维生素 B_{12} 注射液 1mg 混合液。

【并用疗法】无。

【用法】每点注射 1mL，隔日 1 次，10 次为 1 疗程。

【取穴意义】中医学认为其病因多先有卫气不固，腠理空疏，又因劳累后，汗出当风或涉水冒寒，导致风寒湿邪乘虚侵入，经络气血闭阻不能畅行，而致肢体酸痛重着等；气血不畅日久，表皮失养，则出现麻木、蚁行等症状。治宜活血化瘀，疏通经络。维生素 B_1 注射液、维生素 B_{12} 注射液活血补血，营养神经，能改善血液循环，故能使经络疏通，气血调和，诸症得愈。

【出处】韩怡菊. 穴位注射治疗股外侧皮神经炎 80 例［J］. 中国中医急症，2009，18（2）：301.

第三节 膝关节滑膜炎

膝关节滑膜炎（synovitis of knee joint）是关节滑膜受到急性创伤或慢性劳损等刺激而产生的无菌性炎症反应，是多种关节内损伤所造成的一组症候群。本病在中医属"痹证"范畴，认为是由于正气虚弱，外感寒湿，或跌打损伤致气血瘀阻，痰湿内生，流注于肌肉关节而发病。

诊断要点：①膝关节有外伤史；②局部有不同程度的肿胀、疼痛和压痛、屈伸旋转功能活动障碍；③急性期浮髌试验阳性，慢性期浮髌试验可为阴性；④局部 X 线摄片无异常发现。

鉴别诊断：①髌下脂肪垫损伤有外伤、劳损或膝部受凉病史。膝关节疼痛，下楼梯为甚，膝过伸位疼痛加重，髌下脂肪垫压痛明显，膝过伸试验阳性，髌腱松弛压痛试验阳性。②化脓性关节炎。化脓性关节炎滑囊内含大量白细胞，培养可得致病菌，可资鉴别。

治疗方法一

【穴位选择】内膝眼、外膝眼、犊鼻、鹤顶、阿是穴。

【药物组成】2%利多卡因注射液、醋酸氢化泼尼松注射液。

【并用疗法】针刺加拔火罐。

【用法】每穴注射 1~2mL，快速进针，勿注入关节腔内。3 日 1 次，5 次为 1 疗程。

【取穴意义】依据中医经络"腧穴所在，主治所在。经络所过，主治所及"理论，选取上述穴位予以穴位注射。针刺加拔火罐能使局部积液积血消除，起到激发经气、疏通经络的作用。药物穴位注射早期能起到降低局部毛细血管的通透性，使渗出尽早吸收；晚期能抑制局部慢性炎症成纤维细胞的增长，减轻瘢痕，缓解粘连。

【出处】彭启琼. 针刺加穴位注射治疗膝关节创伤性滑膜炎 128 例［J］. 山西中医，1990，01：38.

治疗方法二

【穴位选择】内膝眼、外膝眼、阴陵泉。

【药物组成】醋酸泼尼松龙注射液 1mL、2%利多卡因注射液 3mL。

【并用疗法】中药外敷。

【用法】选择内或外膝眼穿刺深达关节腔，抽出关节积液，注入混合液 2mL，余 2mL 注入阴陵泉穴。隔日 1 次，3 次为 1 疗程。

【取穴意义】关节腔穿刺抽液可降低关节腔内压力，改善滑膜组织循环，缓解内源性致病因子对神经末梢的刺激，终止疼痛的恶性循环。阴陵泉为足太阴脾经，主治腹胀、水肿、膝痛等。局部应用醋酸泼尼松龙可促使炎症和水肿尽快吸收，从而加快滑膜损伤的愈合和关节功能恢复。

【出处】邹永英．中药外敷加穴位注射治疗膝关节滑膜炎 179 例报告 [J]．右江民族医学院学报，2009，31（3）：420.

治疗方法三

【穴位选择】犊鼻穴。

【药物组成】醋酸氢化泼尼松注射液 50mg、利多卡因注射液 20mg。

【并用疗法】中药外洗。组方：透骨草、伸筋草、泽兰各 30g，红花、当归、刘寄奴各 25g，羌活、防风、续断、骨碎补各 15g。每日 1~2 次，每次半小时以上。穿刺 1 周后开始外洗。

【用法】无菌条件下犊鼻穴穿刺，深至膝关节腔，将积液抽尽，注入药液，穿刺后膝关节弹性绷带加压包扎，休息制动 1 周。

【取穴意义】醋酸氢化泼尼松具有较强的抗炎作用，可有效阻止滑膜的炎性渗出，同时经过犊鼻穴位刺激，起到消肿止痛、祛风通经的作用。

【出处】宋国良，郑葆荣，付新运．穴位注射加中药洗方治疗 38 例膝关节慢性滑膜炎 [J]．针灸临床杂志，2001，17（7）：37.

第四节　膝关节骨性关节炎

骨关节炎（osteoarthritis）是一种慢性关节疾病，又称增生性关节炎、肥大性关节炎、老年性关节炎、骨关节病、软骨软化性关节病等。它的主要病变是关节软骨的退行性变和继发性骨质增生，可继发于创伤性关节炎、畸形性关节炎。本病多在中年以后发生，好发于负重大、活动多的关节，如脊柱、膝、髋等处，其中膝关节骨性关节炎发病率最高，属中医学"痹病""膝痹""膝痛"等范畴。本病由于年老体弱，肝肾亏损，气血不足，而致筋骨失养，或因慢性劳损，受寒湿或轻微外伤等因素诱发导致局部气机阻滞，经络不通，气血运行不畅，不通则痛而发为本病。

诊断要点：①反复劳损或创伤史；②膝关节疼痛，早晨起床时较明显，活动后减轻，活动过多时加重，休息后症状缓解，后期疼痛持续，关节活动明显受限，股四头肌萎缩，关节积液，甚至出现畸形和关节内游离体；③膝关节正、侧位 X 片显示髌骨、股骨髁、胫骨平台关节缘呈唇样骨质增生，胫骨髁间隆突变尖，关节间隙变窄，软骨下骨质致密。

鉴别诊断：①膝关节半月板损伤有外伤史，伤后关节疼痛、肿胀，有弹响和交锁现象，膝内外间隙压痛；慢性期股四头肌萎缩，以股四头肌内侧尤为明显；麦氏征阳性。②髌下脂肪垫损伤有外伤、劳损或膝部受凉病史；膝关节疼痛，以下楼梯为甚，膝过伸位疼痛加重，髌下脂肪垫压痛明显，膝过伸试验阳性，髌腱松弛压痛试验阳性。③膝关节侧副韧带损伤在韧带损伤部位有固定压痛（常在韧带的上下附着点或中部），侧方挤压试验阳性。

治疗方法一

【穴位选择】膝眼、阳陵泉。

【药物组成】鹿瓜多肽注射液。

【并用疗法】中频治疗，电极片贴于内、外膝眼处。每日 1 次，每次治疗 20 分钟，20 次为 1 疗程。

【用法】每穴注入 2mL，每周 1 次，4 次为 1 疗程。

【取穴意义】《素问·痹论》载："痹在于骨则重，在于脉则血凝而不流，在于筋则屈不伸，在于肉则不仁。"膝为筋之府，阳陵泉属足少阳胆经的下合穴，总诸筋之所会，具通阳宣痹、强筋通络之功，是治疗筋病之要穴。现代研究发现，针刺阳陵泉穴调动了皮质下中枢调节功能，能较好地缓解痉挛状态，膝眼是临床治疗膝关节病的常用穴，针刺膝眼有通利关节之效。诸穴合用，能疏经通络，共达标本同治之功。穴位注射是综合针刺疗法和药物治疗的一种方法，一方面，针刺穴位，直接刺入病变组织，激发患处经气，从而达到以通止痛的作用；另一方面，注射给药使药物直达病所，延长了穴位刺激时间，逐渐纠正经气失和引起的气血瘀阻。

【出处】黄乐春，胡惠民，袁小敏. 鹿瓜多肽注射液穴位注射联合电中频治疗膝关节骨性关节炎临床观察 [J]. 新中医，2017，49（9）：75-77.

治疗方法二

【穴位选择】血海、梁丘、阳陵泉、阴陵泉。

【药物组成】当归注射液。

【并用疗法】无。

【用法】每穴 0.5~1mL，隔日 1 次，持续 1 周。

【取穴意义】所选穴位中血海、梁丘、阳陵泉及阴陵泉四穴均在膝关节周边，将药物注入该穴位可有效疏通经络，可以活血化瘀，通络止痛，更好地发挥出针刺与药物的综合效能。

【出处】王学兴. 穴位注射治疗骨性膝关节炎的临床疗效观察 [J]. 中国医药指南，2019，17（14）：225-226.

治疗方法三

【穴位选择】血海、阴陵泉、梁丘、曲泉。

【药物组成】灯盏细辛注射液。

【并用疗法】无。

【用法】每穴 1mL，每周 1 次，共 4 次。

【取穴意义】膝骨性关节炎为本虚标实之证，临床上患者多见瘀血阻滞，治疗上"急者治其标"，当以活血化瘀为治则。穴位注射药物通过针刺和药物的双重效应，可以调整机体的功能，消除病理状态。血海为足太阴脾经穴位，具有行气活血、祛瘀止痛之效；阴陵泉为足太阴脾经合穴，可益肾调经，通经活络止痛；梁丘为足阳明胃经郄穴，专治痛症；曲泉为足厥阴肝经的合穴，主治膝膑肿痛、下肢痿痹。

【出处】彭志华，张胜. 灯盏细辛注射液穴位注射治疗膝骨性关节炎 40 例疗效观察 [J]. 湖南中医杂志，2015，31（7）：87-88.

第五节　膝部滑囊炎

膝部滑囊炎（bursitis of knee）是指外伤或慢性刺激引起膝部滑囊滑液增多、肿大并产生相应症状的疾病。临床上常见的膝部滑囊炎有髌前囊炎、髌下囊炎、鹅足滑囊炎和腘窝囊肿等。本病常由于急慢性损伤、劳损或关节内炎症引起滑囊炎性渗出、肿胀、疼痛，影响关节活动，多见于田径、足球、篮球运动员等，又称黏液囊炎或黏液囊肿，属于中医"痹病""鹤膝风"等范畴。膝关节为筋之"总聚处"，运动频繁，负重较大，磨损多，易受劳损及外邪损害。外伤致筋脉受损，气血阻滞不通；外感风寒湿邪（以湿为主）侵入关节，瘀阻经脉；邪毒乘机侵入，热毒壅盛；病久则血虚气弱，筋脉失于濡养而痿弱，水湿存留日久变稠成痰，痰浊阻络，甚至痰浊与瘀血互结，气血耗损，侵及肝肾。

诊断要点：①有膝部受伤史或长期劳损史。②较大滑囊损伤后（如髌前囊等）局限性软组织肿胀，疼痛较重，皮温增高。创伤严重者囊内积血，可伴有软组织挫伤和皮下瘀血。③局部触压痛，并可触及波动感或囊性感。④较小的滑囊炎，痛点与解剖位置相应，压之有酸胀痛。⑤膝关节活动时有牵扯痛，稍活动后可缓解。

鉴别诊断：①膝关节侧副韧带损伤在韧带损伤部位有固定压痛（常在韧带的上下附着点或中部），侧方挤压试验阳性。②髌下脂肪垫损伤有外伤、劳损或膝部受凉病史，膝关节疼痛，以下楼梯为甚，膝过伸位疼痛加重，髌下脂肪垫压痛明显，膝过伸试验阳性，髌腱松弛压痛试验阳性。

治疗方法

【穴位选择】主穴：阿是穴；配穴：血海、梁丘、鹤顶、内膝眼、犊鼻、足三里、阳陵泉、阴陵泉、丰隆、三阴交、委中、承筋、承山等（髌前滑囊炎、髌下滑囊炎、鹅足滑囊炎、腘窝囊肿等常见滑囊疾病，根据病变部位不同选取相应穴位）。

【药物组成】健骨注射液。

【并用疗法】无。

【用法】阿是穴及交替选择的 3 个配穴各注入药液 1mL。隔日 1 次，5 次为 1 疗程，疗程间隔 5 日，一般 1~2 疗程。

【取穴意义】按膝关节疼痛部位及活动受限等情况及经络循行分布间的关系进行辨经分型。足部的六条经脉均经过膝关节，故临床上按"经脉所过，主治所及"进行辨经取穴治疗。一般以局部取穴为主，辨证取穴及循经取穴相结合，以疏通经络、活血化瘀为治则。

【出处】贾春生，尹宝光. 特色穴位注射疗法——健骨注射液的应用技术（疼痛篇）［M］. 北京：中医古籍出版社，2018：230-232.

第六节　膝脂肪垫炎

膝脂肪垫炎（fat pad inflammation of knee）是由于伸膝活动时脂肪垫被挤压在胫骨与股骨之间，造成损伤，反复损伤可导致脂肪水肿、出血、肥厚而出现局部疼痛。髌韧带后侧有脂肪垫，呈三角形，尖端附着股骨髁间窝前方，基底附着于髌骨下缘与髌腱两侧，其两侧游离呈分散状，其中一部分夹在两层滑膜之间，形成翼状皱襞。髌下脂肪垫填充于髌骨、股骨髁下部和胫骨髁前上缘及髌韧带之间。髌下脂肪垫具有衬垫及润滑作用。本病属中医学"伤筋""膝痛"范畴。

诊断要点：①膝关节活动时酸痛无力，上下阶梯及下蹲困难，劳累加重，休息减轻，以膝前痛为主，严重时可向腘窝部及小腿后侧放射，平素喜温怕冷；②双膝眼饱满，髌下脂肪垫压痛阳性，膝过伸痛阳性，关节功能一般正常；③X线片无明显改变，侧位片时或可见到髌下脂肪垫三角形的模糊密度增高影，或有钙化点存在，中老年患者常合并有骨质增生。

鉴别诊断：①髌下脂肪垫损伤有外伤、劳损或膝部受凉病史，膝关节疼痛，以下楼梯为甚，膝过伸位疼痛加重，髌下脂肪垫压痛明显，膝过伸试验阳性，髌腱松弛压痛试验阳性。②膝关节侧副韧带损伤在韧带损伤部位有固定压痛（常在韧带的上下附着点或中部），侧方挤压试验阳性。③膝关节半月板损伤有外伤史，伤后关节疼痛、肿胀，有弹响和交锁现象，膝内外间隙压痛；慢性期股四头肌萎缩，以股四头肌内侧尤为明显；麦氏征阳性。

治疗方法

【穴位选择】阿是穴、内膝眼、外膝眼。

【药物组成】复方倍他米松注射液 7mg、盐酸利多卡因注射液 0.02mg、维生素 B_{12} 注射液 0.5mg、灭菌注射用水 5mL，共配制药液约 7mL。

【并用疗法】针刀松解。

【用法】由穴位刺入髌骨下脂肪垫处，针尖朝向髌尖下 1/3 粗面处，快速刺入直抵髌骨粗面，引出局部酸胀感推药，或朝髌韧带方向扇形逐层注药，髌韧带方向过韧带中线。每周治疗 1 次，共 1~3 次。

【取穴意义】药液注射于局部病变部位的穴位，能疏通局部经络瘀滞的气血，起到舒筋活络，通则不痛之目的。

【出处】李昌剑，沈世英．药物穴位注射结合针刀松解治疗髌下脂肪垫炎疗效观察［J］．实用中医药杂志，2019，35（9）：1099.

第七节　膝关节侧副韧带损伤

膝关节侧副韧带损伤（collateral ligament injury of knee joint）在临床上较为常见。膝关节的内、外侧各有坚强的副韧带所附着，是维持膝关节稳定的主要支撑。内侧副韧带起于股骨内髁结节，下止于胫骨内髁的内侧面，呈三角形（前纵部、后上斜部、后下斜部），分深浅两层，其深部纤维与关节囊及内侧半月板相连，内侧副韧带具有限制膝关节外翻和外旋的作用。当膝外侧受到暴力打击或重物压迫，迫使膝关节过度外翻、外旋时，可使膝内侧间隙拉宽，内侧副韧带发生拉伤、撕裂或断裂等损伤。由于膝关节有生理性外翻角，且膝外侧易受到暴力的打击或重物的压迫，因此临床上内侧副韧带损伤多见。属中医学"伤筋""膝痛""痛痹"范畴，主要由于劳损、外伤致关节经脉受损，气血运行不畅，经脉不通，不通则痛。

诊断要点：①有明确的外伤史，膝关节肿胀、疼痛、皮下瘀斑，局部压痛明显，膝关节伸屈功能障碍。②膝关节呈半屈曲位，主动、被动活动均不能伸直或屈曲，压痛点可在股骨内上髁、关节间隙处或胫骨内侧髁；膝关节侧方挤压试验阳性。③若合并半月板或交叉韧带损伤或关节囊撕裂者，可有关节内血肿。④辅X线检查示在外翻应力下摄片，可发现内侧关节间隙增宽，并可发现有无骨折；MRI检查示韧带损伤部位显示信号异常。

鉴别诊断：①膝关节半月板损伤有外伤史，伤后关节疼痛、肿胀，有弹响和交锁现象，膝内外间隙压痛；慢性期股四头肌萎缩，以股四头肌内侧尤为明显；麦氏征阳性。②髌下脂肪垫损伤有外伤、劳损或膝部受凉病史；膝关节疼痛，以下楼梯为甚，膝过伸位疼痛加重，髌下脂肪垫压痛明显，膝过伸试验阳性，髌腱松弛压痛试验阳性。

治疗方法一

【穴位选择】阿是穴。

144

【药物组成】醋酸泼尼松龙注射液 1mL、2%盐酸利多卡因注射液 3mL、骨宁注射液 2mL、维生素 B_{12} 注射液 1mL。

【并用疗法】阿是穴围刺。

【用法】以阿是穴为中心，呈扇形多向注射。每 5 日 1 次，2 次为 1 疗程，疗程间隔 3 日，1 疗程未愈，再做下一疗程，一般治疗不超过 3 疗程。

【取穴意义】在阿是穴进行穴位注射可通过药物的渗透刺激和针刺相结合而产生双重作用。其药物治疗可改善局部血液循环，减轻疼痛，提高抗炎作用，增强自愈能力，促进局部组织愈合。

【出处】孟羽 . 局部围透法配合穴位注射治疗膝关节内侧副韧带慢性损伤 36 例 [J]. 江西中医药，2003，34（10）：37.

治疗方法二

【穴位选择】血海、阿是穴。

【药物组成】当归注射液。

【并用疗法】电针。取穴：阴陵泉、阳陵泉、血海、曲泉、阴谷、三阴交、阿是穴。

【用法】每穴 2mL。隔日 1 次，3 次为 1 疗程。

【取穴意义】阿是穴属近部取穴法，能疏通局部气血，使气血调和；血海是治疗膝股内侧痛的要穴。中药当归穴位注射活血化瘀，养血舒筋，电针通络活血止痛，二者合用，效果更佳。

【出处】常霞，马香华，蔡岩松 . 穴位注射结合电针治疗膝关节内侧副韧带慢性损伤 30 例临床观察 [J]. 中国中医药科技，2009，16（3）：179.

治疗方法三

【穴位选择】阿是穴。

【药物组成】黄瑞香注射液 2mL、地塞米松注射液 2mg、维生素 B_{12} 注射液 0.5mg、2%普鲁卡因注射液（皮试阴性）2mL。

【并用疗法】电针治疗。穴位：阴陵泉、内膝眼、阿是穴、血海、委中、曲泉。

【用法】隔日 1 次，5 次为 1 疗程。

【取穴意义】阴陵泉、内膝眼、阿是穴、血海、委中、曲泉穴是膝关节内侧副韧带邻近及相关联穴位，通过电针刺激，促进气血运行，疏通经络，调理气血，加强血液循环，加快病变产物吸收，减轻肿胀反应。穴位注射可祛风除湿，温中散寒，活血化瘀，营养神经，可以快速消除肿胀反应，并有较好的止痛效果，缓解了肌紧张、肌痉挛，同时修复了损伤的副韧带组织，增强了肢体的运动功能。

【出处】周广银，王宗民，蔡殿成. 电针与穴位注射治疗膝关节内侧疼痛50例［J］. 上海针灸杂志，2006，24（3）17.

第八节　髌骨软化症

髌骨软化症（chondromalacia patellae）又称髌骨软骨软化症、髌骨软骨炎，是一种髌骨软骨面与股骨髌面的关节软骨退行性病变。通常表现为前膝痛，尤其以髌骨后疼痛为主，上下楼梯及下蹲疼痛，有的表现为膝关节疼痛、跛行及功能障碍。通常其膝关节 X 线片早期病变不易发现，MRI 检查有诊断优势。本病在中医学属于"骨痹"或"痿证"范畴。

诊断要点：①一般有损伤病史和职业性特点；②膝前疼痛、酸软无力，尤其是上下楼梯时，无力感尤为突出，久坐后站起时膝关节疼痛也会加重；③有关节轻度"卡住"现象，关节可有清脆的弹响声，弹响声并不伴有关节剧痛，在膝关节伸直或完全下蹲位时，髌骨无痛，或膝关节无痛；④髌骨研磨试验（+）和单腿半蹲试验（+）；⑤膝关节 X 线检查早期可无异常，晚期髌骨边缘可见骨赘形成，髌骨关节面狭窄或关节面不平滑，磁共振成像可明确诊断。

鉴别诊断：①髌下脂肪垫损伤有外伤、劳损或膝部受凉病史，膝关节疼痛，以下楼梯为甚，膝过伸位疼痛加重，髌下脂肪垫压痛明显，膝过伸试验阳性，髌腱松弛压痛试验阳性。②膝骨关节炎早期表现与髌骨软化症相似，但随着病情加重，可出现蹲起活动受限，影像学检查可出现髌骨边缘、胫骨棘等处骨赘形成。

治疗方法一

【穴位选择】犊鼻、阿是穴。

【药物组成】丹参注射液 2mL、天麻素注射液 2mL、2% 利多卡因注射液 0.5mL。

【并用疗法】中药内服：黄芪 15～30g，党参 9～18g，丹参 10～15g，川牛膝 9～15g，山药 20～40g，羌活 12～18g，独活 12～18g，杜仲 12～18g，沙苑子 20～30g，续断 12～18g，骨碎补 12～18g，红花 6～12g，延胡索 12～18g，川芎 6～12g。加水煎服，1 日 2 次，每次饭后服 150mL。

【用法】穴位注射，每穴 4.5mL，5 日 1 次，持续 1 个月。

【取穴意义】犊鼻出自《灵枢·本输》："刺犊鼻者，屈不能伸。"该穴属足阳明胃经，具有通经活络、疏风散寒、理气消肿止痛的作用，故可治膝痛、下肢麻痹、屈伸不利、脚气等疾病。

【出处】方戟，汪大金，孙鑑．杜良先内外合治晚期髌骨软化症临床经验 [J]．中医外治杂志，2015，24（3）：62-63.

治疗方法二

【穴位选择】犊鼻。

【药物组成】丹参注射液。

【并用疗法】半导体激光局部照射，每次 20 分钟，4 周 1 疗程，共 2 疗程。

【用法】每次每穴注入 6mL，每周 1 次，4 次为 1 疗程，连续 8 周。

【取穴意义】犊鼻归属足阳明胃经，亦称外膝眼穴，有缓解膝关节痛、下肢麻痹、脚气、水肿等作用。《针灸大成》记述其"主膝中痛不仁，难跪起"。《灵枢·经脉》曰："胃足阳明之脉……是主血所生病者……膝髌肿痛。"指出足阳明胃经腧穴善治膝关节疾病，犊鼻可通经活络，善于治疗膝关节疼痛、屈伸不利，下肢麻木，脚气。

【出处】贺雪峰．丹参注射液穴位注射联合半导体激光治疗髌骨软化症的临床疗效观察 [D]．哈尔滨：黑龙江中医药大学，2020.

治疗方法三

【穴位选择】气海俞。

【药物组成】1% 利多卡因 4mL、醋酸曲安奈德注射液 1mL、维生素 B_{12} 注射液 1mL。

【并用疗法】手法。

【用法】5 日 1 次，一般 2~3 次。

【取穴意义】气海俞为气海的背腧穴，位于膀胱经，有固脱、温煦的作用，可调和气血，强壮腰脊，运用中医学理论循经远端取穴，中西医结合，疏经通络，调整阴阳，起到下病上治之效。药物配伍中利多卡因能麻痹神经，松弛平滑肌和骨骼肌；醋酸曲安奈德能降低毛细血管通透性，减轻局部水肿和炎性浸润及渗出，具有一定抗炎作用；维生素 B_{12} 有营养神经、促进吸收、恢复的功能。

【出处】俞兴根. 远端穴位注射加手法治疗髌骨软骨软化症 [J]. 针灸临床杂志，2007，23（6）：24.

第九节　膝关节滑膜皱襞综合征

膝关节滑膜皱襞综合征（synovial plica syndrome of knee joint）主要是由于创伤、慢性刺激、瘢痕化等原因造成膝关节周围的滑膜皱襞异常增大或肥厚所引起的临床症状。内侧皱襞异常时，可越过髌骨关节面内侧脊，被挤压于髌、股骨之间，产生所谓的内侧皱襞综合征。本病临床表现主要为膝内侧痛，膝关节活动时可有髌骨异常抖动。本病多见于青壮年，好发于膝关节周围滑膜的内侧皱襞，属中医学"膝痛"范畴。

诊断要点：①膝关节髌内侧疼痛，活动后加重，休息后可减轻；②膝关节活动时有异常的髌骨抖动；③关节镜检查是最有效的诊断手段，可见内侧皱襞肥厚或增大，并挤在髌骨与股骨之间。

鉴别诊断：①伸膝装置损伤多有过量体力活动或运动史，各年龄段均有发病。临床查体可触及髌周伸膝装置肿胀、压痛，紧张时仍无缓解。二者下蹲试验结果都为阳性，但伸膝装置损伤髌骨研磨试验、髌骨抽动试验阴性。②髌股关节病发病年龄偏高，疼痛症状虽与伸膝装置损伤非常相似，但多无弹响，多无关节肿胀；二者压髌、磨髌试验结果虽都可为阳性，但伸膝装置损伤仅为髌骨压痛，磨髌时髌股关节粗糙不平感明显。③半月板损伤多有急性外伤史，在外伤急性期疼痛明显，转为陈旧性时可缓解，但每遇绞锁后加重，位置在内外侧关节间隙，偶发绞锁时，不易解锁，甚者无法自行解锁。

④髌下脂肪垫炎是由于髌下脂肪垫产生充血、水肿等炎性反应引起的疼痛，当膝关节伸直时脂肪垫受到髌股关节挤压而引起疼痛，其压痛点在髌下脂肪垫处。

治疗方法

【穴位选择】犊鼻。

【药物组成】泼尼松龙注射液 2mL、2% 利多卡因注射液 2mL、注射用水 4mL。

【并用疗法】温针灸。

【用法】选取内犊鼻还是外犊鼻取决于患者疼痛的部位。消毒后，在穴位上打皮丘，用空针筒回抽积液直至抽尽，将配好的药液注入膝关节腔内。1 日 1 次，10 次为 1 疗程。

【取穴意义】穴位注射法将药物直接注入炎症区，便于更快更好足量吸收，有利于炎症吸收。温针灸具有温经散寒、升阳除湿、疏通经络的作用。

【出处】黄卿. 温针配合穴位注射治疗滑膜皱襞综合征 48 例［J］. 福建医药杂志，1996，18（4）：67.

第十节　踝关节扭伤

踝关节扭伤（sprained ankle）是骨外科常见病。踝关节周围主要的韧带有内侧副韧带、外侧副韧带和下胫腓韧带。内侧副韧带又称三角韧带，起于内踝，向下呈扇形止于足舟骨、距骨内侧和跟骨的载距突，内侧副韧带相对坚强，不易损伤；外侧副韧带起自外踝，包括止于距骨前外侧的腓距前韧带、止于跟骨外侧的腓跟韧带、止于距骨后外侧的腓距后韧带，外侧副韧带相对薄弱，容易损伤。下胫腓韧带又称下胫腓联合韧带，为胫骨与腓骨下端之间的骨间韧带，是保持踝穴间距、稳定踝关节的重要韧带。踝关节在背伸位稳定，在跖屈位不稳定。踝关节扭挫伤甚为常见，可发生于任何年龄，但以青壮年多见。踝关节扭伤属中医学"足踝部伤筋""足痛"范畴，由急暴奔走、上下不慎、跌仆损伤致局部经络阻塞，气血凝滞而成，初起以肿痛为主症，失治误治迁延不愈，则又可形成气虚血瘀寒凝。

诊断要点：①有明显的外伤史。受伤后踝关节骤然出现肿胀、疼痛，不能走路或尚可勉强行走，伤后 2~3 天局部可见瘀斑。②局部压痛，韧带牵提试验阳性；内翻扭伤时，外踝前下方肿胀、压痛明显，若将足部做内翻动作时，则外踝前下方发生剧痛；外翻扭伤时，内踝前下方肿胀、压痛明显，若将足部做外翻动作时，则内踝前下方发生剧痛。③严重扭伤疑有韧带断裂或合并骨折脱位者，应做与受伤姿势相同的内翻或外翻位 X 线摄片检查。一侧韧带撕裂往往显示患侧关节间隙增宽，下胫腓韧带断裂可显示内外踝间距增宽。

鉴别诊断：①踝部骨折。踝部有扭伤史，局部肿胀严重，疼痛剧烈，压痛可能位于内踝、外踝、内踝尖、外踝尖，有时可触及异常活动或骨擦音，X 线片检查可确诊。②第 5 跖骨基底部撕脱骨折。踝关节有扭伤史，疼痛及压痛部位在第 5 跖骨基底部，X 线片可确诊。

治疗方法一

【穴位选择】阿是穴（踝部）。

【药物组成】鱼腥草注射液。

【并用疗法】针刺。取穴：主穴：申脉、昆仑、丘墟、绝骨、照海、太溪、商丘、三阴交、解溪、阿是穴等；配穴：太冲、足三里、地五会、阴陵泉、阳陵泉、公孙等。

【用法】阿是穴穿刺进针点选择：踝前注射点（胫距关节线前下方皮肤进针），踝后注射点（跟腱内侧、内踝上方之间进针），内翻者加注外踝侧韧带注射点（距腓前韧带处进针），外翻者加注内踝侧三角韧带注射点（内踝下端 0.5cm 处进针），每个注射点注入 1~3mL，每日 1 次，7 日为 1 疗程。

【取穴意义】踝为足之枢纽，为足三阴、三阳经筋所络，足踝用力不当，经筋牵掜损伤，气血离经，血瘀经筋则瘀肿，阳筋弛长、阴筋拘挛则牵掣，关节运动受限，伤处作痛。针刺上述穴位和穴位注射，能疏通血脉和经络，使局部瘀血水肿尽快吸收，达到消肿止痛、祛除气滞血瘀、"通则不痛"之目的。

【出处】吴必会. 针刺加穴位注射治疗踝关节扭伤 64 例 [J]. 针灸临床杂志，2003，19（40）：15-16.

治疗方法二

【穴位选择】阳陵泉、丘墟、申脉。

【药物组成】雪上一枝蒿注射液。

【并用疗法】针灸上述穴位并 TDP 照射 20 分钟。

【用法】阳陵泉注射 1mL，丘墟、申脉各注射 0.5mL，每日 1 次，10 次为 1 疗程。

【取穴意义】外踝扭伤的部位常在外踝前下方的丘墟穴处，病变部位属足少阳胆经。阳陵泉为八会穴之筋会，为治疗软组织损伤的重要穴位。申脉为八脉交会穴，在外踝下方能疏通其经脉气血。雪上一枝蒿注射液为乌头的块根提取物，能够抑制炎症，降低毛细血管通透性，减少炎性渗出和水肿，对风湿痛、急慢性扭伤等炎症肿痛有镇痛抗炎、化瘀消肿、舒筋活血的作用。

【出处】陶琪彬. 针刺加穴位注射治疗外踝扭伤 32 例 ［J］. 上海针灸杂志，2006，24（3）：17.

治疗方法三

【穴位选择】丘墟穴。

【药物组成】2% 的普鲁卡因注射液（皮试阴性）2mL、当归注射液 2mL。

【并用疗法】无。

【用法】穴位注射 1.5mL，隔日注射 1 次，连续 3 次为 1 疗程。

【取穴意义】丘墟穴为足少阳胆经原穴，具有疏经止痛、活血化瘀的作用，是治疗踝关节扭伤肿痛的常用穴。当归具有养血活血、化瘀生新之功。

【出处】彭光亮. 穴位注射丘墟治疗踝关节扭伤 100 例 ［J］. 中国针灸，2001，21（5）：294-295.

第十一节　跗骨窦综合征

跗骨窦综合征（tarsal sinus syndrome）是指以外踝前下方疼痛不适或伴局部软组织肿胀和功能障碍为主要表现的临床症候群，多发生在踝内翻扭伤后，亦有发生于踝关节退变或畸形、痛风或免疫性炎症和医源性损伤后。本病属于中医"伤筋"范畴。

诊断要点：①踝关节内翻扭伤史≥4周；②踝关节长期疼痛不适，运动后加重，常伴有小腿、足跟、足底部位疼痛；③外踝前下方有明显压痛，可伴有局部肿胀，疼痛可向足趾放射及小腿不适；④尿酸、红细胞、红细胞沉降率、抗链球菌溶血素"O"试验、C反应蛋白及类风湿因子等指标无异常；⑤X线片示足部骨质未见异常。

鉴别诊断：第5跖骨基底部撕脱骨折踝关节有扭伤史，疼痛及压痛部位在第5跖骨基底部，X线片可确诊。

治疗方法

【穴位选择】丘墟穴。

【药物组成】医用臭氧水，浓度23μg/mL。

【并用疗法】治疗24小时后进行踝关节康复运动训练。方法：进行足趾主动屈伸及踝足部肌肉的舒缩训练、踝关节被动屈伸训练，并视恢复情况进行踝关节柔软性和力量练习，如旋转、背伸、跖屈练习等功能锻炼。

【用法】穴位注射3~5mL，每周1次，最多治疗3次。

【取穴意义】臭氧水具有抗炎、镇痛两大功效，局部注射后可使氧含量提高，局部循环改善，渗出、水肿减轻，炎性致病物的合成与释放减少，且可使臭氧水直接作用于神经末梢，发挥镇痛作用。丘墟穴为胆经原穴，可主骨所生病，且为本病阿是穴所在。丘墟穴臭氧水注射疗法可同时发挥臭氧水及穴位注射的作用。

【出处】林国平，陈建辉. 臭氧水穴位注射治疗跗骨窦综合征26例［J］. 中医研究，2015，28（8）：36-37.

第十二节　跟骨滑囊炎

跟骨滑囊炎（calcaneal bursitis）是足跟部滑囊由于长途跋涉和奔跑、过度跳跃、扭挫，使跟腱周围受到反复的牵拉和摩擦，引起跟部某个或多个滑囊及其周围的损伤性炎症反应，瘀积不消而导致本病。属于中医"伤筋"

范畴。

诊断要点：①有急、慢性损伤史，多见于一侧足跟痛，易反复发作；②行走、站立过久或剧烈运动后，足跟部突然疼痛或者轻度肿胀，休息后可减轻；③跟腱止点的前、后部和前下部压痛或有捻发音；④X线摄片检查骨质无异常。

鉴别诊断：闭合性跟腱断裂有跟腱部位突然受到沉重打击感、撕裂感，断裂处可触及凹陷，足跖屈功能丧失。

治疗方法

【穴位选择】主穴：阿是穴；配穴：丘墟、昆仑、太溪、解溪、商丘。

【药物组成】2%普鲁卡因注射液（皮试阴性）2~4mL、泼尼松龙混悬液1~2mL。

【并用疗法】无。

【用法】每次选3~5个穴位，每个穴位注射1mL，每隔3日1次，5次为1疗程。

【取穴意义】依据中医经络"腧穴所在，主治所在。经络所过，主治所及"理论，选取上述穴位予以穴位注射。穴位注射于局部的病变部位，能疏通局部经络瘀滞的气血，起到舒筋活络、通则不痛之目的。

【出处】郭立东，罗振增，尹淑英．穴位注射治疗足跟部滑囊炎11例［J］．齐齐哈尔医学院学报，1999，20（3）：245.

第十三节　跟痛症（足跟痛）

跟痛症（calcanodynia）是急性或慢性损伤引起的足跟部疼痛，主要是跖腱膜的劳损，引起跖腱膜起点的粘连、瘢痕，长期应力集中，导致跖腱膜慢性炎症，日久形成跟骨结节增生。属于中医的"痹证""骨痹"范畴。本病多因肝肾亏损、复感风寒湿邪或因慢性损伤，伤及筋骨，导致气血瘀滞，寒湿阻络，不通则痛。

诊断要点：①跟下或跟后慢性疼痛；②足跟着力部软组织坚韧，压痛以足跟跖面正中或偏内侧尤为明显；③X线摄片显示有或无跟骨结节处骨刺形成。

鉴别诊断：①跟骨骨髓炎局部有明显的红肿热痛等急性感染的征象，严重者伴有高热等全身症状，化验和 X 线片检查可明确诊断。②跟骨骨骺炎多见于少年儿童，常由骨骺损伤所致。③跖腱膜炎表现为足底跟部的疼痛，但疼痛以早上初次着地或久坐之后站立最为明显，跖腱膜牵张试验阳性。

治疗方法一

【穴位选择】阿是穴。

【药物组成】1%亚甲蓝注射液 0.1mL、1%利多卡因注射液 2~4mL。

【并用疗法】针刀治疗。

【用法】患者俯卧位，踝关节前缘垫枕头，足跟向上，足跟底即跟骨结节前下缘压痛点为阿是穴之一，跟骨结节内缘压痛点为阿是穴之二，根据情况取 1 个或 2 个穴位，每穴注射 1~2mL，间隔 20 日 1 次，3 次为 1 疗程。

【取穴意义】阿是穴首见于唐代《备急千金要方·灸例》，曰："有阿是之法，言人有病痛，即令捏（掐）其上，若里（果）当其处，不问孔穴，即得便快成（或）痛处，即云阿是，灸刺皆验，故曰阿是穴也。"这种取穴法，实即出自《内经》所说之"以痛为输"。阿是穴多位于病变附近，根据腧穴的主治特点，有近治作用，故取阿是穴有效。针刀治疗根据"痛则不通，通则不痛"原理，不但加强了针的强刺激疏通作用，而且对粘连和挛缩的跖腱膜或滑囊进行松解，减张减压，疏通了跟骨的经络、经筋的气血，达到通则不痛之效。

【出处】陈永成. 亚甲蓝穴位注射配合针刀治疗跟痛症 72 例［J］. 现代中医药，2017，37（6）：48-49.

治疗方法二

【穴位选择】阿是穴、仆参、水泉。

【药物组成】醋酸曲安奈德注射液 50mg、利多卡因注射液 5mL、维生素 B_{12} 注射液 1mg。

【并用疗法】阿是穴锤击。

【用法】阿是穴注射后，再从仆参、水泉朝痛点深刺 2cm，缓慢注入药物。7～10 日治疗 1 次，3 次为 1 疗程。

【取穴意义】足跟痛是跟部骨刺形成或无明显原因致周围神经及感受器受刺激后产生的无菌性炎性反应，疼痛只在局部，不会出现放射痛、牵涉痛、扩散痛、烧灼样疼痛，故局部穴位注射能更加直接地刺激患处，效果更加明显。肾主骨，肾精充足则生化有源。肾与膀胱的经脉互为络属，水泉与仆参配穴为表里配穴，可调节气血，活络止痛，改善血液循环和经脉气血流通。锤击足跟起到了破坏患处钙化组织、改善局部微循环的作用。

【出处】王赛男，李盼盼，周婧. 锤击结合穴位注射治疗足跟痛 25 例［J］. 中国民间疗法，2016，24（10）：41.

治疗方法三

【穴位选择】阿是穴。

【药物组成】2% 利多卡因注射液 2mL、0.9% 氯化钠溶液 2mL、泼尼松注射液 25mg、亚甲蓝注射液 0.5mL。

【并用疗法】中药熏洗：川乌 10g，草乌 10g，川芎 10g，川牛膝 20g，威灵仙 30g，千年健 20g，乳香 15g，没药 15g，透骨草 15g，胆南星 20g，红花 15g，山柰 15g，食醋 250mL（出锅后加入）。

【用法】每周 1 次，一般 1～2 次为 1 疗程。

【取穴意义】穴位注射在药物起作用的同时，注射针可以起到针灸样作用，通经络，调血气，改善血行障碍，增强体质，增进免疫力，故穴位注射法对多种类型的足跟痛均有较好的疗效。配合中药水煎熏洗，药物作用于局部，渗透肌肤，直达病所，促进气血流通，改善局部血液运行，软化骨刺，促进炎症吸收，从而使症状缓解或消除。

【出处】张建兵，花明，尹志秀. 中药熏洗加穴位注射治疗足跟痛 33 例［J］. 中国民间疗法，2015，23（1）：36.

第十八章　其他疾病

第一节　风湿性关节炎

风湿性关节炎（rheumatic arthritis）是一种常见的急性或慢性结缔组织炎症。通常所说的风湿性关节炎是风湿热的主要表现之一，临床以关节和肌肉游走性酸楚、红肿、疼痛为特征，下肢大关节如膝关节、踝关节最常受累。与 A 组乙型溶血性链球菌感染有关，寒冷、潮湿等因素可诱发本病。本病在中医学属"痹证"范畴，归纳其病因为外感六淫和正气虚衰两大类。因为人体在外感、劳倦、涉水、汗出或淋雨等情况下，致使阳气受损，卫气不固，则风寒、湿热等六淫邪气或单入或杂至乘虚侵袭肌肤，流注经络、关节，阻滞气血运行而发生痹证。《素问·痹论》云："风寒湿三气杂至合而为痹也，其风气胜者为行痹，寒气胜者为痛痹，湿气胜者为着痹也。"又因为人体正气虚损或卫气不固或精血不足，腠理空疏，外邪乘虚而入致痹。《济生方·五痹历节》云："皆因体虚，腠理空疏，受风寒湿气而成痹也。"

诊断要点：①多发病前 1~4 周有溶血性链球菌感染史；②急性游走性大关节炎，常伴有风湿热的其他表现如心肌炎、环形红斑、皮下结节等；③血清中抗链球菌溶血素"O"凝集效价明显升高，咽拭子培养阳性和血白细胞计数增多等。

鉴别诊断：①类风湿关节炎为多发性、对称性，以小关节炎以及脊柱炎为表现，晚期往往造成关节的畸形，可见类风湿结节以及心、肺、肾、周围神经以及眼的病变。②痛风性关节炎早期与类风湿关节炎、风湿性关节炎容易混淆，一般情况下有高尿酸血症，有关节红肿疼痛的表现。③强直性脊柱炎：可以侵犯髋、膝等较大关节，导致关节强直，化验检查可发现血 HLA-B27 阳性。

治疗方法一

【穴位选择】肩关节痛：肩髃、肩髎、肩贞；肘关节痛：曲池、尺泽、手三里；腕关节痛：阳池、外关、合谷；髋关节痛：秩边、环跳、殷门；膝关节痛：阳陵泉、犊鼻、伏兔、足三里；踝关节痛：上巨墟、昆仑、解溪、太溪、承山。

【药物组成】当归注射液。

【并用疗法】上述穴位温针治疗。

【用法】每穴2mL，根据患者疼痛部位1次可选2～4穴，隔日1次，10次为1疗程，休息2日再做第2疗程。

【取穴意义】风湿病是极为顽固的慢性疾病，有的病情长达20～30年，时发时愈，最后则成残废。穴位注射是一种针刺与药物相结合的中西医结合疗法，将当归注射液注射于穴位，可起到温经散寒、祛痹止痛、关节活动改善之效。

【出处】张均安，杨庆林．温针配合穴位注射治疗风湿性关节炎146例[J]．实用中医内科杂志，2007，21（8）：70-71．

治疗方法二

【穴位选择】肩关节痛：肩髃、肩髎、臑俞、肩内陵、合谷；肘关节痛：曲池、手三里、天井、合谷、尺泽；腕关节痛：阳溪、阳池、大陵、外关、曲池；髋关节痛：环跳、居髎、髀关、悬钟、阴陵泉；膝关节痛：膝眼、梁丘、足三里、膝阳关、阳陵泉、血海；踝关节痛：解溪、丘墟、大溪、昆仑、阴陵泉、三阴交、商丘、照海、申脉；脊椎关节痛：大椎、身柱、筋缩、相应夹脊穴。

【药物组成】风湿宁注射液2mL、香丹注射液2mL、维生素 B_{12} 注射液1mL。

【并用疗法】上述穴位电针治疗。

【用法】视病变部位两组穴位，交替使用，任选2穴，每穴2mL，每日2次，10次为1疗程。

【取穴意义】电针加穴位注射是根据疾病的具体情况，通常以局部及远端取穴为原则，穴位注射可激发经气，通过经络的传输传导作用，调整脏腑气血的功能，调动人体内在抗病能力，达到扶正祛邪、防病治病、增强治本、降低发病率的目的，对于全身关节疾病，可取背腧穴或夹脊穴。

【出处】谭慧，胡盛松，胡雪雁．电针加穴位注射治疗风湿性关节炎 50 例［J］．湖南中医药导报，2003，9（4）：48-49.

治疗方法三

【穴位选择】肩关节痛：肩三针、外关；肘关节痛：曲池、少海、合谷；膝关节痛：膝眼、鹤顶、悬钟；踝关节痛：解溪、昆仑、阳陵泉等。辨证配穴：行痹配膈俞、风市；痛痹配关元、肾俞；着痹配足三里、血海等。

【药物组成】普鲁卡因注射液（皮试阴性）2mL、泼尼松龙注射液 5mL。

【并用疗法】电针，以局部穴为主，配合循经及辨证选穴。

【用法】穴位注射按病变关节局部选取穴位，每次选 1~3 穴，每穴注入混合注射液 1~2mL，每 4 日注射 1 次，连续注射 3~5 次。

【取穴意义】以局部取穴为主，循经、辨证配穴为辅。因局部穴位能直接调整病变关节的气血经络，以起到直达病所、消炎止痛的作用。加循经配穴则能疏通经络气血的闭滞，使营卫气血调和而关节痹痛得解。佐以辨证配穴，则针对证之不同，加穴以治本，调理整体机能，增进机体素质，促进患病关节复元。三法取配，远近相伍，上下相合，辨证施治，终使经脉通畅，气血调和，僵直可解，痹痛可蠲。

【出处】张针．电针加穴位注射治疗慢性风湿性关节炎 1000 例［J］．陕西中医，1994，15（12）：553.

第二节　类风湿关节炎

类风湿关节炎（rheumatoid arthritis，RA）又称类风湿，是一种病因尚未明了的以关节病变为主的非特异性炎症，以慢性、对称性、多滑膜关节炎和关节外病变为主要临床表现，属于自身免疫性疾病。本病好发于手、腕、足等小关节，反复发作，呈对称分布，表现为全身多发性和对称性慢性关节炎，其特点是关节痛和肿胀反复发作伴进行性发展，最终导致关节破坏强直和畸形。本病在中医学属"痹证"范畴，寒、风、湿邪侵入致气血闭阻是其病因病机。

诊断要点：①晨起关节僵硬至少 1 小时（≥6 周）；②3 个或 3 个以上关节肿胀（≥6 周）；③腕、掌指关节或近侧指间关节肿胀（≥6 周）；④对称性关节肿胀（≥6 周）；⑤皮下结节；⑥手、腕关节 X 线平片有明确的骨质疏松或骨侵蚀；⑦类风湿因子阳性（滴度>1∶32）。确认诊断需具备 4 条或 4 条以上标准。

鉴别诊断：①风湿性关节炎是溶血性链球菌感染所引起的全身变态反应性疾病，常有咽峡炎、丹毒等感染病史；起病较急，且多见于青少年；可侵犯心脏，引起风湿性心脏病，并有发热、皮下结节和皮疹等表现，关节红、肿、热、痛明显不能活动；多关节游走性疼痛，但疼痛持续时间不长，几天可消退，血液检查示血沉加快，抗"O"滴度升高，类风湿因子阴性；治愈后很少复发，关节不遗留畸形但可并发心脏病变。②强直性脊柱炎主要侵犯脊柱，但周围关节也可受累；以青年男性多见，主要侵犯骶髂关节及脊柱，外周关节受累多以膝踝、髋关节受累为主，常有肌腱末端炎；88%～95%的患者 HLA-B27 阳性；类风湿因子阴性；骶髂关节及脊柱特有 X 线改变，对诊断极有帮助。③慢性痛风性关节炎有时与类风湿关节炎症状相似，痛风性关节炎多见于中老年男性，常呈反复发作，好发部位为单侧第一跖趾关节或跗关节，也可侵犯膝踝、肘、腕及手关节，急性发作时通常血尿酸水平增高，有时可在关节和耳郭等部位出现痛风石。

治疗方法一

【穴位选择】委中、梁丘、足三里、阿是穴、血海。

【药物组成】鹿瓜多肽注射液。

【并用疗法】补肾祛瘀针刺法，以太溪、关元、肾俞为主穴，根据患者病情辅以昆仑、悬钟、解溪；点刺血海、膈俞放血。

【用法】每穴 1mL，每日 1 次，持续治疗 2 个月。

【取穴意义】补肾祛瘀针刺法运用平补平泻法、指切法刺激肾俞、太溪、关元等穴，其中太溪具有壮骨补髓、舒经通络之效果，肾俞可外散肾脏之热，关元发挥驱寒祛湿、固本补肾的作用。针刺配穴具有化瘀通经、调和气血的效果。穴位注射鹿瓜多肽注射液取委中、梁丘、足三里、阿是穴、血海，具有调节阴阳、散寒止痛、通关利节之效果，且现代药理表明能优化骨结构，增强骨功能。

【出处】宫嘉. 补肾祛瘀针刺联合穴位注射鹿瓜多肽治疗类风湿关节炎的临床效果［J］. 河南医学研究，2020，29（9）：5670-5672.

治疗方法二

【穴位选择】腕关节痛：腕骨、后溪、列缺、外关等；肘关节痛：曲池、手三里、天井等；膝部痛：阳陵泉、足三里、犊鼻、梁丘、委中等；踝关节痛：丘墟、三阴交、解溪、昆仑等。

【药物组成】正清风痛宁注射液。

【并用疗法】无。

【用法】每次选3~4个穴位，每穴注射1~1.3mL，隔日1次，治疗30日为1疗程，治疗3疗程。

【取穴意义】正清风痛宁注射液主要成分为盐酸青藤碱，是从中药青风藤中提取而成，具有祛风除湿、活血通络、消肿止痛的作用。穴位注射是集药物、针刺和经络为一体的综合疗法，既具有药物抗炎、镇痛及免疫抑制作用，又能发挥穴位对疾病的治疗作用。穴位注射后可维持较长时间的刺激，可比针刺更好地发挥穴位的治疗作用。

【出处】王英、藏艳红. 正清风痛宁穴位注射治疗类风湿关节炎的临床观察［J］. 中国民间疗法，2018，26（13）：114-115.

治疗方法三

【穴位选择】曲池、手三里、足三里、飞扬。

【药物组成】静脉血（肘正中静脉）4mL。

【并用疗法】中药汤剂内服。处方：黄芪30g，白芍15g，当归、秦艽、川芎、威灵仙、豨莶草、杜仲、牛膝各10g，全蝎、桂枝、甘草各5g。用法：每日1剂，水煎，分2次服用，治疗4周为1疗程。

【用法】每次选取2个穴位，穴位交替选用，抽血后立即行穴位注射，每穴2mL，每周2次，治疗4周为1疗程。

【取穴意义】选用双侧曲池、手三里、足三里、飞扬进行自血穴位注射，前三穴均属阳明经穴,阳明经多气多血,主润宗筋,选用手足阳明经穴位,可疏通经络,调理气血。飞扬为足太阳膀胱经络穴,有舒筋活络之功效。

【出处】胡莎,李金香,旷惠桃,等. 自血穴位注射疗法结合中药治疗类风湿关节炎临床观察 [J]. 新中医,2018,50 (1):108-111.

第三节 强直性脊柱炎

强直性脊柱炎(ankylo singspondylitis,AS)是一种主要侵犯中轴关节及周围结缔组织的慢性进行性全身免疫系统疾病,早期常表现为腰背部疼痛、僵硬和外周受累关节疼痛,发展到后期,脊柱关节骨性强直、功能受限,给患者心理方面造成极大负担。强直性脊柱炎属于中医学"痹症"范畴。《素问》云"风寒湿三气杂至,合而为痹也……以冬遇此者为骨痹""骨痹不已,复感于邪,内舍于肾""肾痹者,善胀,尻以代踵,脊以代头"。本病是由于肾督亏虚,风寒湿之邪侵袭,与内生寒湿、湿热、痰浊、瘀血等病理因素合而为痹,阻滞经络而发病,属于肢体脉络病,与督脉、足少阴肾经、足太阳膀胱经关系密切。

诊断要点:①纽约标准(1984 年)。a. 下腰背痛至少持续 3 月,疼痛随活动改善,但休息后不减轻;b. 腰椎在前后和侧屈方向活动受限;c. 胸廓扩展范围小于同年龄和性别的正常值;d. 双侧骶髂关节炎Ⅱ~Ⅳ级或单侧骶关节炎Ⅲ~Ⅳ级。如果患者具备 d 并分别附加 a~c 条中的任何 1 条,即可确诊为强直性脊柱炎。②欧洲脊柱关节病研究组标准。炎性脊柱痛或非对称性以下肢关节为主的滑膜炎,并附加以下项目中的任何一项,即:a. 阳性家族史;b. 银屑病;c. 炎性肠病;d. 关节炎前 1 个月内的尿道炎、宫颈炎或急性腹泻;e. 双侧臀部交替疼痛;f. 肌腱末端病;g. 骶髂关节炎。

鉴别诊断:①类风湿关节炎。男性多发强直性脊柱炎,而类湿关节炎以女性居多;强直性脊柱炎均有骶髂关节受累,类风湿关节炎则很少有骶髂关节病变;强直性脊柱炎为全脊柱自下而上的受累,而类风湿关节炎只侵犯颈椎;外周关节受累较少,为非对称性,且以下肢关节为主,类风湿关节炎则为多关节、对称性,四肢大小关节均可发病;强直性脊柱炎无类风湿结节;强直性脊柱炎的类风湿因子阴性,而类风湿关节炎的阳性率占 60%~95%;强直性脊柱炎以 HLA-B27 阳性居多,而类风湿关节炎则与 HLA-DR4 相关。

②髂骨致密性骨炎多见于青年女性，其主要表现为慢性腰骶部疼痛和晨僵，临床检查除腰部肌肉紧张外无其他异常。典型 X 线表现为髂骨沿骶髂关节之中下 2/3 部位有明显的骨硬化区，不侵犯骶髂关节面，无关节狭窄。该病无明显久坐、久卧疼痛的特点，且接受非甾体类抗炎药治疗效果不如强直性脊柱炎明显。

治疗方法一

【穴位选择】阿是穴（双侧骶髂关节）。

【药物组成】益赛普（注射用重组人 II 型肿瘤坏死因子受体-抗体融合蛋白）。

【并用疗法】口服双氯芬酸钠肠溶片。

【用法】穴位注射 25mg，每周 1 次，疗程 12 周。

【取穴意义】穴位注射疗法是一种结合药物、针刺的综合疗法，既有针刺之机械性刺激，又有药物化学性刺激，阿是穴处穴位注射可以使药物更快地作用于病变部位，明显缓解椎旁肌肉紧张感，阻止纤维组织增生及韧带钙化，达到缓解症状和延缓脊柱畸形的作用。

【出处】张丽琴，肖勇洪，张蕾. 益赛普穴位注射治疗强直性脊柱炎临床观察［J］. 云南中医学院学报，2019，42（2）：61-64.

治疗方法二

【穴位选择】肾俞。

【药物组成】维生素 D_2 果糖酸钙注射液、维生素 B_{12} 注射液共 2mL。

【并用疗法】通督调神针刺。取穴：百会、大椎、后溪（双）、腰阳关、命门、关元俞（双）、大肠俞（双）；配穴：肝肾亏虚证加太溪、昆仑。

【用法】双侧肾俞各注射 1mL，隔日 1 次，每周 3 次，4 周为 1 疗程。

【取穴意义】此病常因先天不足，肝肾不足，督脉空虚，脊柱筋骨失养，不荣则痛而发病。不荣则肌表阳气不固，卫外功能失司，感受六淫邪气，致经脉气血运行不畅，不通则痛而发病。故本病病性为本虚标实，病根为肾虚督空，肾气不足，病发为腰背痛。故针刺督脉及膀胱经的穴位以通督治本，督通则肾充，脊柱筋骨得以濡养，以消不荣之痛，督肾充则气血畅，以除不通之痛，达到治疗疾病的目的。

【出处】侯怡翔，李敏，姚洁等．通督调神针刺结合穴位注射治疗强直性脊柱炎临床研究［J］．山东中医杂志，2019，38（8）：770-773.

治疗方法三

【穴位选择】夹脊穴。

【药物组成】当归注射液4mL、维生素B_{12}注射液0.5mg。

【并用疗法】温针：主穴取病变节段的夹脊穴，配穴取脊柱受限的督脉穴，有外围关节受累的关节周围局部取穴。

【用法】每穴注入1mL，每日选5~6穴交替注射，每日1次，10日为1疗程，共3疗程。

【取穴意义】从经络学、神经学、解剖学等看，夹脊穴位于督脉与足太阳膀胱经之间，夹督脉伴膀胱经而行，三者经气相互贯通，作用功能相似，刺激夹脊穴可以同时调整督脉及膀胱经经气。夹脊穴正是脊神经出口的位置，脊柱两旁分布着椎旁神经节，它们借节间支连成交感干，并随脊神经分布到周围器官或脏器。刺激夹脊穴有利于气血运行，能改善微循环状态，改善组织缺氧缺血状态，同时还可以改善人体的免疫功能。

【出处】王亚玲，任昌菊．温针夹脊配合穴位注射治疗强直性脊柱炎疗效观察［J］．现代中西医结合杂志，2014，23（6）：635-637.

第四节　痛风性关节炎

痛风（gout）是因遗传性或获得性病因导致嘌呤代谢障碍，出现血尿酸增高，在多种因素影响下，过饱和状态的单水尿酸钠微小结晶析出，沉积于关节内、关节周围皮下、肾脏等部位，引发急慢性炎症和组织损伤，出现持续临床症状和体征。痛风性关节炎（gouty arthritis）是指尿酸盐在关节软骨或滑膜沉积，导致的关节滑膜及周围组织炎症反应性关节炎。中医也称本病为"历节风""白虎病""白虎历节"，属"痹病"之"湿热痹"范畴，多因过食膏粱厚味、贪饮酒浆，湿热蕴于中焦，日久聚浊为毒，留滞血脉，瘀血凝滞，阻塞经脉，使气血运行不畅，从而引起关节红肿疼痛，湿热浊毒瘀滞经络，不通则痛。

诊断要点：①多见于中老年男子，可有痛风家族史，常因劳累、暴饮暴食、吃高嘌呤食物、饮酒及外感风寒等诱发；②突然发生拇指、跖趾、踝、膝等处的单关节红肿热痛，逐渐痛剧如虎咬，昼轻夜甚，反复发作，可伴发热、头痛等症；继则足踝、足跟、手指和其他小关节出现红肿热痛，甚则关节腔可渗液，反复发作后可伴有关节周围及耳轮及趾、指骨间出现痛风石；③伴或不伴有尿酸增高，在滑囊液检查找到尿酸盐结晶即可确立诊断，必要时做肾B超探测、尿常规、肾功能等检查，X线摄片检查可示软骨缘邻近关节的骨质有不整齐的穿凿样圆形缺损；④高尿酸血症诊断：在正常嘌呤饮食状态下，非同日2次空腹血尿酸（SUA）浓度>420umol/L，无论男女。[高尿酸血症和痛风病证结合诊疗指南（20210120）：中国医师协会中西医结合医师分会内分泌与代谢病学专业委员会]

鉴别诊断：①类风湿关节炎常以中小关节炎症为首发症状，但多见于女性，有晨僵，可引起关节僵硬和畸形，血尿酸多不高，但类风湿因子增高，伴有免疫球蛋白增高；X线可见关节周围的骨质疏松，关节间隙变窄，甚至关节面融合，与痛风性凿孔样缺损明显不同。②蜂窝织炎。痛风急性发作时关节周围软组织常呈明显红肿，如忽视关节本身的症状，极易误诊为蜂窝织炎。后者血尿酸盐不高，畏寒发热和白细胞增高等全身症状更为突出，而关节疼痛不甚明显。③化脓性关节炎与创伤性关节炎。痛风初发时常易与化脓性关节炎和创伤性关节炎混淆，但后二者血尿酸不高，创伤性关节炎常有较重受伤史，化脓性关节炎滑囊内含大量白细胞，培养可得致病菌，可做鉴别。

治疗方法一

【穴位选择】阿是穴、外关、八邪、足三里、照海、三阴交、合谷、昆仑、八风等。

【药物组成】毛冬青注射液。

【并用疗法】口服嘌呤醇片、美洛昔康片、碳酸氢钠片。

【用法】每穴注射2mL，每日1次，每次选3~4个穴位注射，7日1疗程。

【取穴意义】穴位治疗可直达病变部位，使药物有效渗透到关节腔及周围，同时穴位注射剂量小不易产生副作用，且同时选择足三里、三阴交，刺之能对脾胃、肝肾有补益效果，阿是穴则能有效改善患者肿胀。毛冬青是活血通络、清热解毒的药物，有抗菌效果，其衍生物毛冬青乙素有良好抗炎效果，对急性关节肿胀、耳肿胀均有治疗效果，对血管通透性增加有一定抑制效果，以此药穴位注射能有效改善患者症状。

【出处】陈永成．毛冬青治疗痛风性关节炎的效果观察［J］．临床医学工程，2016，23（12）：1655-1656.

治疗方法二

【穴位选择】阿是穴。

【药物组成】①2%利多卡因注射液 2mL、曲安奈德注射液 40mg、维生素 B_{12} 注射液 1mL；②当归注射液 2mL、复方风湿宁 2mL。

【并用疗法】围刺。穴位：病变关节周围穴位，如跖趾关节周围取隐白、大敦、太白、太冲；踝关节周围取太溪、解溪、三阴交及阿是穴。

【用法】就诊首日阿是穴注射①组药液，第 3 日注射②组药液，随后均注射②组药液，共注射 4 次。

【取穴意义】关节周围的腧穴，特别是肘、膝关节以下周围的腧穴均为十二经特定穴，为经气聚结、经过、留止的部位，如跖趾关节周围的隐白、大敦、太白、太冲，踝关节周围的然谷、太溪、解溪、阳辅等井、荥、输特定穴。井穴可治疗脏腑病，荥穴可治疗热病，输穴可治疗关节痛。围刺可健脾祛湿，补益肝肾，退热消肿止痛。当归注射液、复方风湿宁注射液有抗炎镇痛作用，并可扩张局部血管，改善神经局部营养环境，降低炎性介质和致痛物质水平，穴位注射可产生双重效应。

【出处】尹军勤．围刺法结合药物穴位注射治疗急性痛风性关节炎疗效观察［J］．实用中药药杂志，2014，30（12）：1135-1136.

治疗方法三

【穴位选择】阿是穴 1 个，循经取穴 2 个。

【药物组成】复方风湿宁注射液。

【并用疗法】无。

【用法】循经取穴，取所循行经络五输穴中的荥穴和经穴，先注射荥穴和经穴，最后注射阿是穴，每穴 1mL，2 日 1 次，3 次为 1 疗程，多关节者交替治疗，每日 1 个部位。

【取穴意义】复方风湿宁注射液由七叶莲、两面针、宽筋藤、过岗龙、威灵仙、鸡骨香组成，具有较好的祛风除湿，活血止痛功效。针刺阿是穴具有很好的止痛功效，五输穴中的荥穴为经气之所溜，五输穴中的经穴为经气之所行，两穴共用，行气通络之功效增强，配合药物共达祛风除湿消痹、行气活血止痛的功效。

【出处】郑付华．复方风湿宁注射液治疗痛风性关节炎的疗效观察［J］.当代医学，2009，15（4）：149.

第五节　骨质疏松症

骨质疏松症（osteoporosis）是以全身性骨量减少，表现为单位体积骨量降低，矿盐和骨基质比例减少，骨的微观结构退化为特征的，致使骨的脆性增加及易于发生骨折的全身性骨骼疾病。骨质疏松症可分为三类：一为原发性骨质疏松症，它是随着年龄增长而发生的一种生理性退行性病变；二为继发性骨质疏松症，它是由其他疾病或药物等因素诱发的骨质疏松症；三为特发性骨质疏松症，多见于 8~14 岁的青少年，多数有家族遗传史，女性多于男性。原发性骨质疏松症可分为两型：Ⅰ型为绝经后骨质疏松症，系高转换型骨质疏松症；Ⅱ型为老年性骨质疏松症，属低转换型骨质疏松症，一般发生在 65 岁以上的老年人。本病属中医"痿证"范畴。其病变在骨，其本在肾，发生、发展与"肾气"密切相关。《素问·逆调论》曰："肾不生，则髓不能满。"《素问·六节藏象论》曰："肾者，主蛰，封藏之本，精之处也，其华在发，其充在骨。"

诊断要点：①世界卫生组织标准（1994 年），测得骨密度（BMD）与同性别峰值骨密度-n 倍标准差相等，若 n≤1 为正常骨密度；1<n≤2.5 为骨量减低；n>2.5 为骨质疏松症；n>2.5 且伴有骨折，为严重骨质疏松症。②中华医学会骨质疏松和骨矿盐疾病分会拟定的《原发性骨质疏松症诊治指南》（2017 年）诊断标准。基于脆性骨折的诊断：脆性骨折是指受到轻微创伤或日常活动中即发生的骨折，如髋部或椎体发生脆性骨折，不依赖于骨密度测定，临床上即可诊断骨质疏松症，而在肱骨近端、骨盆或前臂远端发生的脆性骨折，即使骨密度测定显示低骨量（-2.5<T-值<-1.0），也可诊断骨质疏松症。基于骨密度测量的诊断标准：目前通行可靠的方法是双能 X 线吸收法（DXA），检测结果与同性别同种族峰值骨量比较，其标准偏差（T 值）≥-1.0SD 为正常；<-1.0SD，>-2.5SD 为低骨量；≤-2.5SD 为骨质疏松；≤-2.5SD，同时伴有脆性骨折者为严重骨质疏松。③X 线平片主要表现为骨密度减低，骨小梁减少、变细、分支消失，脊椎骨小梁以水平方向的吸收较快，进而纵行骨小梁也被吸收，残留的骨小梁稀疏排列呈栅状。④骨质疏松症伴有骨折的患者，血清钙低于无骨折者，而血清磷高于无骨折者。如伴有软骨病，血磷、血钙偏低，碱性磷酸酶增高。尿磷、尿钙检查一般无异常发现。⑤目前常用骨代谢转换指标：a. 骨形成指标。血清 I 型原胶原 N-端前肽（PINP）、血清骨钙素（OC）。b. 骨吸收指标。腹血清 I 型胶原 C-末端肽交联（S-CTX）、血清抗酒石酸酸性磷酸酶（TRACP）等。

鉴别诊断：①骨软化症。其特点为骨质钙化不良，骨样组织增加，骨质软化，脊椎、骨盆及下肢长骨可能产生各种压力畸形和不全骨折；全身肌肉多无力；X 线片可见骨质广泛疏松压力畸形，不发生骨膜下骨皮质吸收；血钙、磷较低而碱性磷酸酶则升高。②多发性骨髓瘤。其临床表现主要为贫血、骨痛、肾功能不全、出血、关节痛；X 线片可见脊柱、肋骨和骨盆等处弥漫性骨质疏松；实验室检查示骨髓象呈增生性反应，骨髓中出现大量骨髓瘤细胞，一般应超过 10%，且其形态异常；出现高球蛋白血症，主要为"M"成分球蛋白血症或凝溶蛋白尿的表现。③原发性甲状旁腺功能亢进症。甲状旁腺腺瘤、增生肥大或腺癌所引起的甲状旁腺激素分泌过多，发病年龄以 20～50 岁较多见，女性多于男性。其临床表现为高血钙、低血磷症。实验室检查示本病患者早期血钙大多增高，平均在 2.2～2.7mmol/L 以上，患者的血清免疫活性甲状旁腺激素（PTH）明显高于正常值；尿钙增多。

治疗方法一

【穴位选择】大杼。

【药物组成】鲑鱼降钙素注射液 2mL。

【并用疗法】无。

【用法】穴位注射，每日 1 次，连续 1 个月，均选取非优势侧注射。

【取穴意义】骨质疏松属中医学"骨痿"范畴，无论是"补脾论""补肾论"还是"局部痛点论",最终必将归于"强健筋骨",故选择八脉交会穴之一的骨会大杼,功效为"强筋骨,主全身与骨相关的所有疾病",本研究也表明,单一腧穴大杼穴注射治疗绝经后骨质疏松方法可行,疗效确切,操作简单。

【出处】竺融,吴耀持.单穴穴位注射治疗绝经后骨质疏松疗效观察[J].上海针灸杂志,2014,33(4):337-338.

治疗方法二

【穴位选择】三阴交、足三里。

【药物组成】鲑鱼降钙素注射液。

【并用疗法】无。

【用法】单侧三阴交、足三里穴位注射鲑鱼降钙素各50IU,左右交替,每日1次,共100IU,持续30日,然后隔日1次,100IU/次,持续30日。

【取穴意义】中医认为骨质疏松症的病机为脾失健运,肝肾不足,故采用补法针刺足太阴脾经、足厥阴肝经、足少阴肾经之交会穴——三阴交,及足阳明胃经之下合穴——足三里。两穴合用共收健脾和胃、促进水谷精微的化生以濡养筋骨、补肾益精之效。从西医角度看,注射鲑鱼降钙素可以显著地抑制骨吸收,使血钙向骨中转移,降低骨质疏松患者的骨钙丢失程度,中西合璧,内外并举,相辅相成,相得益彰,不仅改善胃肠道对钙磷等矿物质的吸收和利用,而且抑制矿盐的丢失,终致机体处于一种高代谢转换状态,促进骨形成和再建,达到治疗骨质疏松的作用。此外,穴位针刺具有调和阴阳、补虚泻实、扶正祛邪的功能,能够调和和改善脏腑功能。现代研究表明,针刺能有效地作用于内分泌系统,纠正激素的紊乱状态,平衡钙磷的代谢,从本质上改善骨质疏松的程度,因而针刺治疗骨质疏松症有独到优势。穴位注射则能发挥针刺、穴位和药物的协调作用,从而取得更好的治疗效果。

【出处】郑志永,任中华.穴位注射鲑鱼降钙素治疗老年骨质疏松症的临床研究[J].中国骨质疏松杂志,2010,16(7):515-517+546.

治疗方法三

【穴位选择】腰夹脊穴、足三里(双侧)、血海(双侧)、三阴交(双侧）、太溪（双侧）、阿是穴。

【药物组成】骨肽注射液、5%葡萄糖注射液，以 1∶2 比例稀释。

【并用疗法】无。

【用法】每穴注射约 0.5~1mL，出针时将针迅速提至皮下，出针后按压针孔，防止出血。隔日 1 次，1 个月为 1 疗程，治疗 6 疗程。

【取穴意义】中医学将原发性骨质疏松症归于"骨痛""骨痹"范畴，其病机多以脾、肾二脏亏虚为主，多表现为气滞血瘀，脉络阻塞，因此中医对原发性骨质疏松症的治疗多从补脾益肾入手，兼以活血化瘀、通络止痛为法。夹脊穴为经外奇穴，穴位注射夹脊穴可以振奋一身阳气，卫外固表，提高机体免疫力，调整五脏功能。太溪为肾经原穴，昆仑为膀胱经经穴，两穴合用，即可增强太溪穴补肾益精的功效，也可发挥昆仑穴止痛的功效。足三里为胃经合穴，血海为生血活血之要穴，两穴合用即可增强足三里穴补脾健胃的功效，也可发挥血海穴生血活血的功效，从而提高治疗原发性骨质疏松症的效果。

【出处】贾文，尹莹，董雪，等. 穴位注射骨肽注射液治疗原发性骨质疏松症临床观察［J］. 山西中医，2014，30（9）：32-34.

第六节　颞下颌关节功能紊乱综合征

颞下颌关节功能紊乱综合征（temporomandibular joint disorder syndrome）是口腔颌面部常见疾病之一，以下颌关节运动障碍、关节运动时疼痛或弹响为主要特征，甚至还可出现耳鸣、耳闷、眩晕等症，好发于 30 岁左右的女性。由于本病表现为骨关节部位的疼痛，患者经常会来到骨科就诊，临床有渐进性及反复发作的特点。本病病因复杂，一般认为与异常的咀嚼运动、爱食硬物及精神因素等有关。中医学认为本病属"痉病""口噤""痹证"范畴，多因情志不畅、不良饮食或咀嚼习惯、创伤及关节本身炎症等多种因素综合作用，致机体气血瘀滞、经络不通，病久筋脉失养，从而出现颞颌部疼痛酸胀、关节弹响、开口受限等症状。

诊断要点：①多见于青壮年，30 岁左右患病率较高，女性多于男性，发病前多有与发病因素有关的各种诱因；②下颌关节运动障碍，张口困难，关节运动时疼痛，并伴有弹响；③病程较长，并反复发作，而冷热、机械、理化刺激可诱发或加重病情。

鉴别诊断：①急性非化脓性颞下颌关节炎。本病多数在颞下颌关节邻近区有化脓性感染灶，检查可见关节红肿，压痛明显，尤其不能上下对称，稍用力即可引起关节区疼痛。②类风湿性颞下颌关节炎。本病有全身游走性、多发性关节炎，化验检查示多数患者血沉加快、贫血、类风湿因子阳性。③颞下颌关节骨关节炎。本病多发于年老者，临床表现与颞下颌关节功能紊乱综合征相似，但 X 线中见有髁状突、关节结节骨面硬化，髁状突前斜面可有骨刺。

治疗方法一

【穴位选择】阿是穴（颞下颌关节局部压痛点）、上关、下关、列缺、听宫、牵正、听会、翳风等。

【药物组成】曲安奈德注射液 1mL、5% 利多卡因注射液 1mL。

【并用疗法】温针灸，穴位与穴位注射相同，每次 4~6 穴。

【用法】每穴注入 0.5~1mL，每日选 2~3 穴交替注射，1 日 1 次，6 次 1 疗程，休息 1 日，继续下 1 疗程，共 3 疗程。

【取穴意义】《灵枢·经脉》云："经脉者，所以能决生死，处百病，调虚实，不可不通。"因此针刺是通过激发经气、疏通经络、调通气血、平抑阴阳失衡，以达到很好的止痛效果，可提高患者的痛阈，使"不通则痛"变为"通则不痛"。本病发病部位在面部，为手足三阳经交会之处，故取手足三阳经穴，正所谓"经脉所过，主治所及"，下关属足阳明胃和少阳经的交会穴，位于上下齿与下颌关节附近，上关、翳风为少阳经穴，听宫为太阳经穴。以上诸穴为三阳经穴，有疏风通络、活血止痛、利关节之效。列缺为肺经的络穴，与阳明大肠经相表里，是治疗口面疾病的要穴。穴位注射疗法既有针刺之机械性刺激，又有药物化学性刺激，二者具有协同作用，可使药物直达病所，缓解颞下颌关节的肌肉痉挛，松解粘连，从而起到镇痛消炎的作用。

【出处】喻霜，程红霞. 温针配合穴位注射治疗颞下颌关节功能紊乱综合征疗效观察［J］. 辽宁中医药大学学报，2015，17（2）：174-176.

治疗方法二

【穴位选择】下关、颊车。

【药物组成】0.5%普鲁卡因注射液（皮试阴性后）。

【并用疗法】注射后 TDP 局部照射穴位 20 分钟。

【用法】下关穴注射 1~1.5mL，颊车穴注射 0.5mL，隔日 1 次，6 次为 1 疗程。

【取穴意义】病变部位在面部三阳经，其病因病机多由于外感风寒或经筋外伤，致三阳经筋挛急，从而引起张口受限、颌关节酸痛牵强等，故治疗以疏利关节为主。从解剖上看，下关、颊车正处于下颌关节部位。《会元针灸学》曰"牙关是开阖之机关，属下，故名下关"。《医经理解》称"颊车，穴位于颊之机轴转动处，故名机关"，二者均具有疏利关节、通络止痛的作用，再配以普鲁卡因，有止痛活血之功效，而 TDP 照射又可促进药物吸收，从而收效明显。

【出处】逯力，韩根言. 穴位注射治疗颞下颌关节功能紊乱综合征 64 例 [J]. 河北中西医结合杂志，1997，6（2）：278.

治疗方法三

【穴位选择】听宫。

【药物组成】生理盐水 1mL、地塞米松磷酸钠注射液 5mg。

【并用疗法】刺灸法。28 号 40mm 毫针，听宫穴快速穿皮，捻转平补平泻手法，得气后在针柄上套 2cm 长的艾条，将其点燃，20 分钟后出针，治疗次数共 6 次，每日 1 次。

【用法】每隔 4 日穴位注射 1 次，共 1~3 次。

【取穴意义】听宫穴属手太阳小肠经，本穴系该经止点穴，根据"经脉所过，主治所及"而取之。

【出处】吴穆. 针刺听宫穴治疗颞颌关节炎 [J]. 上海针灸杂志，1993，01：34.

参 考 文 献

［1］朱琏. 新针灸学［M］. 北京：人民出版社，1951.

［2］朱琏. 新针灸学［M］. 北京：人民卫生出版社，1954.

［3］郭同经. 穴位注射疗法［M］. 济南：山东人民出版社，1973.

［4］冯兰馨，冯克. 注射外科学［M］. 北京：科学普及出版社，1985.

［5］刘建洪，何冬梅. 穴位药物注射疗法［M］. 南昌：江西科学技术出版社，1989.

［6］侯天印. 中国水针治疗学［M］. 北京：金盾出版社，1991.

［7］史可任. 颈腰关节疼痛及注射疗法［M］. 北京：人民军医出版社，1998.

［8］周幸来，周举. 注射疗法［M］. 南宁：广西科学技术出版社，2001.

［9］田峻. 实用水针注射技巧［M］. 武汉：湖北科学技术出版社，2001.

［10］李慧英等. 穴位注射疗法［M］. 北京：中国中医药出版社，2001.10

［11］温木生. 穴位注射疗法治百病［M］. 北京：人民军医出版社，2003.5

［12］程爵棠，程功文. 百病中医穴位注射疗法［M］. 北京：学苑出版社，2004.

［13］郭义，刘阳阳. 穴位注射疗法［M］. 北京：中国中医药出版社，2013.

［14］毋桂花. 穴位注射［M］. 北京：科学出版社，2014.

［15］贾春生，尹宝光. 特色穴位注射疗法——健骨注射液的应用技术（疼痛篇）［M］. 北京：中医古籍出版社，2018：164-166.

［16］朱瑜琪，王金荣. 穴位注射疗法研究现状及展望［J］. 中医临床研究，2014，6（10）：6-9.

［17］（美）威斯等主编；牛晓辉等译. 骨科注射治疗手册［M］. 南京：

江苏科学技术出版社，2009.

[18] 常小荣，刘迈兰．穴位注射疗法 [M]．北京：中国医药科技出版社，2019.

[19] 张印，余攀，乔宗瑞，等．落枕穴穴位注射治疗急性颈椎小关节紊乱症临床观察 [J]．中国民族民间医药，2017，26（21）：112-113+115.

[20] 荀文臣，耿乃志，田洪昭．针刺后溪穴治疗落枕的临床研究概况 [J]．针灸临床杂志，2016，32（1）：93-95.

[21] 刘汉利．针刺后溪穴配合穴位注射治疗落枕 37 例的临床观察 [J]．内蒙古中医药，2009，28（4）：45.

[22] 聂树良．穴注加拿法治落枕 [J]．四川中医，1985（10）：45.

[23] 周锐，庄礼兴，李克嵩，等．穴位注射治疗项背肌筋膜炎临床疗效的 Meta 分析 [J]．广州中医药大学学报，2018，35（2）：357-363.

[24] 马赛，姚东文，陈琳，等．臭氧穴位注射治疗肌筋膜炎的临床研究 [J]．光明中医，2017，32（9）：1269-1270.

[25] 李剑峰，徐敏，王润生．穴位注射为主治疗颈肌筋膜炎的短期疗效观察 [J]．湖北中医杂志，2017，39（1）：12-14.

[26] 陈睿．针灸、穴位注射治疗慢性肌筋膜炎 68 例 [J]．中国针灸，2002，22（S1）：115.

[27] 付吉瑞．针刺夹脊穴结合穴位注射、中药治疗颈椎病 216 例疗效分析 [J]．临床医药文献电子杂志，2019，6（48）：65.

[28] 张琳，李滋平．岭南针药相须流派李滋平对颈椎病颈痛的治疗经验 [J]．中国医药导报，2019，16（4）：112-116.

[29] 沈岩．药物注射华佗夹脊穴治疗颈椎病临床观察 [J]．中医药信息，2013，30（4）：69-70.

[30] 何玲．电针加穴位注射治疗颈型颈椎病 68 例 [J]．陕西中医，2012，33（12）：1654-1655.

[31] 张欣，张宝旬．穴位注射治疗颈型颈椎病 30 例 [J]．河南中医，2011，31（5）：533-534.

[32] 曾伟，蔡丽娜．针刺加穴位注射治疗颈椎病疗效观察 [J]．上海针灸杂志，2009，28（12）：730.

[33] Ketenci Ayşegül, Basat Hande, Esmaeilzadeh Sina. The efficacy of topical thiocolchicoside (Muscoril) in the treatment of acute cervical myofascial

pain syndrome：a single – blind，randomized，prospective，phase IV clinical study［J］. Agri：Agri（Algoloji）Dernegi'nin Yayin Organidir = The Journal of the Turkish Society of Algology，2009，21（3）：95-103.

［34］闫学林. 针刺、刺络拔罐、穴位注射治疗颈椎病 120 例观察［J］. 宁夏医学院学报，2008（3）：392-393.

［35］罗永贵. 冯氏正骨疗法配合香丹注射液穴位注射治疗神经根型颈椎病的临床效果［J］. 临床合理用药杂志，2021，14（14）：146-147.

［36］伍素科，张平. 针刺联合穴位注射对神经根型颈椎病颈椎功能恢复的影响［J］. 上海针灸杂志，2021，40（4）：447-451.

［37］岳红红，高寅秋. 穴位注射联合肌间沟神经丛阻滞治疗神经根型颈椎病的效果［J］. 中国医药导报，2021，18（10）：113-116.

［38］陈天鑫，朱瑜琪. 穴位注射治疗神经根型颈椎病研究进展［J］. 中国医药科学，2021，11（04）：43-46.

［39］王蓉娣，彭鹏鸣. 穴位注射联合针灸治疗神经根型颈椎病的疗效观察［J］. 按摩与康复医学，2020，11（23）：24-26.

［40］冯秋娟，罗婷，邝盈妍，等. 刺络药物罐联合穴位注射治疗神经根型颈椎病的临床观察［J］. 广州中医药大学学报，2020，37（6）：1095-1099.

［41］祁龙. 穴位注射联合针灸推拿治疗神经根型颈椎病的临床效果分析［J］. 医学食疗与健康，2020，18（8）：40+43.

［42］殷岳杉，赵吉平，阮安民，等. 电针联合穴位注射治疗神经根型颈椎病疗效观察［J］. 世界中医药，2020，15（6）：915-919.

［43］孙立司. 针灸联合穴位注射治疗神经根型颈椎病的临床疗效观察［J］. 临床合理用药杂志，2020，13（8）：162-164.

［44］袁代富. 用穴位注射联合针刺疗法治疗神经根型颈椎病的效果分析［J］. 当代医药论丛，2020，18（3）：179-180.

［45］周冠龙，陈振英. 电针联合穴位注射治疗神经根型颈椎病的效果及对疼痛程度的影响［J］. 内蒙古中医药，2020，39（1）：93-95.

［46］李继杰. 推拿手法结合穴位注射治疗神经根型颈椎病疗效观察［J］. 实用中医药杂志，2019，35（9）：1077-1078.

［47］丁仁. 针刺结合恩再适穴位注射治疗神经根型颈椎病疗效观察［J］. 实用中医药杂志，2019，35（9）：1112-1113.

［48］丁晓燕，陈建秋，刘薛峰，等. 中药口服联合穴位注射治疗神经根

型颈椎病临床研究［J］. 中国中医药信息杂志，2019，26（9）：38-42.

［49］杨威. 穴位注射联合针灸推拿治疗神经根型颈椎病的优势分析［J］. 中国卫生标准管理，2019，10（12）：85-87.

［50］杨静波，李小梅. 穴位注射与针灸推拿用于神经根型颈椎病患者治疗中的临床分析［J］. 中医临床研究，2019，11（18）：107-108.

［51］张婉娟，符芳玲，李武，等. 针灸配合穴位注射治疗神经根型颈椎病临床疗效 Meta 分析［J］. 中国中医药现代远程教育，2019，17（7）：62-65.

［52］李明. 穴位注射联合针灸推拿治疗神经根型颈椎病的临床效果观察［J］. 心理月刊，2018（8）：212.

［53］杨金龙，谭志华，张华楷. 穴位注射用腺苷钴胺配合电针治疗神经根型颈椎病临床疗效观察［J］. 内蒙古中医药，2018，37（7）：93-94.

［54］李昌隆，宋俊垚，王英絮. 卧位牵引配合甲钴胺穴位注射治疗神经根型颈椎病的临床观察［J］. 宁夏医学杂志，2018，40（6）：534-535.

［55］陈海鹏，黄柳和. 比较常规针刺、穴位注射、刺络放血治疗神经根型颈椎病效果［J］. 实用中西医结合临床，2018，18（2）：137-138.

［56］冉涛声. 针灸配合穴位注射治疗神经根型颈椎病的临床效果分析［J］. 世界最新医学信息文摘，2018，18（5）：142.

［57］王晓飞. 针灸配合穴位注射对神经根型颈椎病颈肩臂痛疗效分析［J］. 深圳中西医结合杂志，2018，28（1）：40-41.

［58］韦英成，梁晓行，吴肖梅，等. 医用臭氧水穴位注射治疗椎动脉型颈椎病临床观察［J］. 上海针灸杂志，2020，39（8）：1068-1072.

［59］韦英成，吴肖梅，梁晓行，等. 医用臭氧水穴位注射结合颈椎牵引治疗椎动脉型颈椎病的临床观察［J］. 中华全科医学，2020，18（6）：1014-1017.

［60］戴岳敏. 风池三针法结合穴位注射治疗椎动脉型颈椎病的临床分析［J］. 临床医药文献电子杂志，2019，6（98）：100-101.

［61］陈兵. 电针推拿配合穴位注射治疗椎动脉型颈椎病 48 例［J］. 实用中医药杂志，2019，35（5）：540-541.

［62］邓文武，陈慧. 穴位注射与关节松动术治疗椎动脉型颈椎病［J］. 深圳中西医结合杂志，2019，29（3）：35-37.

［63］向丹，向婷红，蒲尚喜. 椎动脉型颈椎病的穴位注射及针灸治疗效

果观察 [J]. 现代诊断与治疗, 2019, 30 (1): 42-44.

果观察 [J]. 现代诊断与治疗, 2019, 30 (1): 42-44.

[64] 李有武, 赵冬娣, 袁涛, 等. 朱氏"项三针"配合大剂量甲钴胺穴位注射治疗椎动脉型颈椎病 56 例临床观察 [J]. 按摩与康复医学, 2018, 9 (11): 2.

[65] 黄蓉, 彭志高. 针刀配合穴位注射治疗椎动脉型颈椎病 40 例临床观察 [J]. 湖南中医杂志, 2018, 34 (5): 107-109.

[66] 陈志敏. 电针配合当归注射液穴位注射治疗椎动脉型颈椎病临床观察 [J]. 实用中医药杂志, 2017, 33 (9): 1020-1021.

[67] 周友龙, 党琦, 郭明菲, 等. 医用臭氧水穴位注射治疗椎动脉型颈椎病 60 例 [J]. 光明中医, 2016, 31 (21): 3162-3163.

[68] 胡晔, 高志成, 张红星. 枕六穴穴位注射治疗椎动脉型颈椎病临床研究 [J]. 中国中医急症, 2016, 25 (7): 1397-1399.

[69] 甘利娟. 探讨中医穴位注射联合手法治疗椎动脉型颈椎病的临床疗效 [J]. 大家健康 (学术版), 2016, 10 (8): 45-46.

[70] 安礼飞. 用针刀松解术和穴位注射法治疗椎动脉型颈椎病的效果对比 [J]. 当代医药论丛, 2016, 14 (8): 123-125.

[71] 宋斌. 穴位注射联合星状神经节阻滞治疗椎动脉型颈椎病临床疗效观察 [J]. 世界最新医学信息文摘, 2016, 16 (24): 159-160.

[72] 汪胤. 电针配合穴位注射治疗椎动脉型颈椎病疗效观察 [J]. 实用中医药杂志, 2016, 32 (3): 211-212.

[73] 刘同龙. 椎动脉型颈椎病的穴位注射及针灸治疗效果分析 [J]. 世界最新医学信息文摘, 2016, 16 (20): 110+109.

[74] 唐华峰. 阿是穴注射复方丹参注射液联合拔罐治疗颈椎病临床观察 [J]. 新中医, 2016, 48 (1): 78-80.

[75] 王孝艳, 贾延涛, 孙云芳, 等. 颈百劳穴位注射治疗椎动脉型颈椎病 50 例 [J]. 云南中医中药杂志, 2015, 36 (12): 47-48.

[76] 张建丰. 热敏灸联合穴位注射治疗椎动脉型颈椎病 51 例 [J]. 浙江中医杂志, 2015, 50 (10): 748.

[77] 张荣伟. 穴位注射联合电针治疗脊髓型颈椎病 60 例 [J]. 浙江中医杂志, 2018, 53 (4): 275.

[78] 胡亚南, 杨家祥. 参附注射液穴位注射联合甲钴胺片治疗脊髓型颈椎病的疗效及对血清炎性因子的影响 [J]. 现代中西医结合杂志, 2017, 26

（34）：3801-3803.

［79］胡亚南，杨家祥．穴位注射联合丹红注射液治疗对脊髓型颈椎病患者神经功能与生活质量的影响［J］．转化医学电子杂志，2017，4（6）：40-42.

［80］夏跃胜．丹参穴位注射治疗脊髓型颈椎病126例［J］．中国民间疗法，2006（5）：22.

［81］李孝林．中药穴位注射治疗脊髓型颈椎病［J］．时珍国医国药，2005（2）：136.

［82］王宗江．穴位注射为主治疗颈肩综合征90例［J］．中国民间疗法，2011，19（1）：14.

［83］曾天明．穴位注射治疗颈椎综合征263例［J］．新中医，1997（4）：29-30.

［84］刘欢，郭基圳，汪恒伟．推拿联合穴位注射治疗肩周炎临床疗效的系统评价和Meta分析［J］．江西中医药，2020，51（4）：60-63.

［85］刘兆丰，程红，李军，等．穴位注射结合运动疗法治疗肩周炎的临床疗效［J］．中医临床研究，2019，11（22）：35-36.

［86］刘子琦，谢寒．温针疗法结合臭氧水穴位注射疗法治疗肩周炎的临床研究［J］．临床合理用药杂志，2019，12（20）：169-170.

［87］涂剑．中医推拿结合药物穴位注射治疗肩周炎的有效性［J］．世界最新医学信息文摘，2019，19（57）：90-91.

［88］李树海．针刺配穴位注射治疗肩周炎36例［J］．临床医药文献电子杂志，2019，6（44）：52.

［89］冯忠．针刺配合穴位注射治疗肩周炎疗效观察［J］．按摩与康复医学，2019，10（11）：30-31.

［90］翟磊磊．中医推拿结合药物穴位注射治疗肩周炎的有效性［J］．中西医结合心血管病电子杂志，2019，7（6）：154-155.

［91］李坚．采用医用臭氧水穴位注射法治疗肩周炎的疗效观察［J］．临床医药文献电子杂志，2018，5（73）：78+80.

［92］李荣．中医推拿结合药物穴位注射治疗肩周炎效果观察［J］．中西医结合心血管病电子杂志，2018，6（21）：143-144.

［93］吕红梅，董宝强，宋杰，等．超声引导筋结点、激痛点穴位注射治疗急性期肩关节周围炎（寒湿痹阻、血瘀气滞）随机平行对照研究［J］．实

用中医内科杂志，2018，32（6）：47-51.

　　［94］魏向阳．中医推拿联合穴位注射治疗肩周炎的效果评价［J］.河南医学研究，2018，27（9）：1570-1572.

　　［95］沙宇宏．穴位注射结合功能锻炼治疗肩周炎500例的效果［J］.内蒙古中医药，2017，36（Z2）：160.

　　［96］肖冬，于瑛．甲钴胺穴位注射配合熨烫及功能锻炼治疗肩周炎疗效分析［J］.宁夏医学杂志，2017，39（11）：1030-1032.

　　［97］周凡．中医推拿联合穴位注射治疗肩周炎的研究［J］.临床医药文献电子杂志，2017，4（90）：17649-17650.

　　［98］陈汉鑫，吕朝晖．筋骨胶囊联合丹红注射液穴位注射治疗肩周炎的疗效观察［J］.中医药导报，2017，23（17）：92-94.

　　［99］庄任．肩部穴位注射治疗肩关节周围炎随机平行对照研究［J］.实用中医内科杂志，2017，31（8）：66-68.

　　［100］刘坤明．探讨中医推拿联合穴位注射治疗肩周炎的效果［J］.内蒙古中医药，2017，36（15）：112-113.

　　［101］韩永亮，孙玮琦，霍尚飞．当归注射液穴位注射联合筋针疗法治疗肩周炎42例［J］.中医研究，2017，30（8）：56-58.

　　［102］吕阳．推拿加穴位注射治疗肩周炎120例临床疗效观察［J］.中国社区医师，2017，33（5）：77-78.

　　［103］陈钰．针灸配合穴位注射康复手法治疗肩周炎［J］.内蒙古中医药，2017，36（04）：111.

　　［104］冯美楷，陈世琳．正清风痛宁穴位注射结合丹川注射液关节腔注射治疗粘连性肩周炎26例［J］.中医药导报，2017，23（4）：98-100.

　　［105］纪清楚，张芸，王自景．中医推拿联合药物穴位注射治疗肩周炎的临床效果分析［J］.中外医学研究，2016，14（35）：40-41.

　　［106］孙飞．臭氧水关节腔冲洗配合穴位注射治疗肩周炎34例［J］.中医正骨，2016，28（10）：67-68.

　　［107］林景雄．痛点穴位封闭配合针刺治疗创伤性肩袖损伤临床分析［J］.中外医疗，2018，37（22）：177-179.

　　［108］Lathia Amanda Tiffany，Jung S M，Chen Lan X. Efficacy of Acupuncture as a Treatment for Chronic Shoulder Pain［J］. Journal of Alternative and Complementary Medicine（New York，N. Y.），2009，15（6）.

［109］Baek Seung Tae，Lee Seung Deok，Byun Hyuk，etc. The Study of Depth of Local Acupuncture Points for Rotator Cuff Disorders［J］. Journal of Acupuncture Research，2005，22（6）.

［110］Anandkumar，Manivasagam. Effect of Dry Needling on Cubital Tunnel Syndrome：Three Case Reports［J］. Physiotherapy Theory and Practice，2019，35（4）.

［111］王昊懿，缪伟. 中药内服外敷联合穴位注射治疗肱骨外上髁炎的疗效观察［J］. 深圳中西医结合杂志，2020，30（22）：67-69.

［112］黄菁，欧玲. 穴位注射联合中药内服外敷治疗肱骨外上髁炎的疗效观察［J］. 医学理论与实践，2020，33（3）：421-422.

［113］邵礼晖，谷涛. 氟比洛芬凝胶贴膏联合穴位注射法治疗肱骨外上髁炎的效果探究［J］. 当代医药论丛，2020，18（2）：77-78.

［114］张金钟，徐冬梅，丁平，等. 正清风痛宁穴位注射治疗顽固性肱骨外上髁炎的临床观察［J］. 光明中医，2018，33（1）：73-75.

［115］王展. 穴位注射配合刃针治疗肱骨外上髁炎疗效观察［J］. 湖北中医杂志，2017，39（7）：47-48.

［116］王长青. 穴位注射联合消炎散外敷治疗肱骨外上髁炎30例临床观察［J］. 湖南中医杂志，2017，33（6）：83-84.

［117］邹丽红. 穴位注射治疗肱骨外上髁炎40例临床疗效观察［J］. 中医临床研究，2016，8（31）：100-101.

［118］邢陈涔. 用穴位注射疗法联合推拿疗法治疗肱骨外上髁炎的效果分析［J］. 当代医药论丛，2016，14（8）：26-27.

［119］邹艳，吴天安，罗志平. 针刺结合拮抗运动及穴位注射治疗网球肘疗效观察［J］. 山东中医杂志，2015，34（7）：523-524.

［120］高瑞红. 电针结合穴位注射治疗肱骨外上髁炎46例［J］. 中医药导报，2012，18（11）：109.

［121］金晓平. 小针刀加穴位注射治疗肱骨外上髁炎88例临床观察［J］. 浙江中医药大学学报，2012，36（4）：433-434.

［122］马成双，潘绍林. 穴位注射治疗肱骨外上髁炎34例观察［J］. 实用中医药杂志，2012，28（2）：117.

［123］林星华. 穴位注射结合疼痛治疗仪治疗肱骨外上髁炎疗效观察［J］. 中国基层医药，2012，19（3）：425-426.

［124］谭忻风．穴位注射及按摩治疗肱骨外上髁炎 30 例临床观察［J］．中医药导报，2011，17（1）：76-77.

［125］唐军．穴位注射雪莲针剂治疗网球肘疗效观察［J］．新疆中医药，2010，28（5）：30-31.

［126］姜凤平，何生华，别艾桂．穴位注射结合推拿治疗肱骨外上髁炎的临床观察［J］．湖北中医杂志，2010，32（6）：63-64.

［127］黄鞠通．穴位注射疗法治疗网球肘 120 例疗效观察［J］．全科医学临床与教育，2010，8（2）：226-227.

［128］Zhao-jian Zheng. Clinical Observation on Ashi Point Injection of Ozone for Tennis Elbow［J］. Journal of Acupuncture and Tuina Science，2009，7（6）.

［129］燕玉贞．穴位注射治疗肱骨外上髁炎 90 例［J］．中国民间疗法，2009，17（11）：12-13.

［130］张训浩．针刺配合穴位注射治疗肱骨外上髁炎 46 例［J］．实用中医药杂志，2008，24（12）：779.

［131］贺存玲．穴位注射加 TDP 照射治疗网球肘 45 例［J］．中国针灸，2008，28（S1）：102.

［132］张林灿．针灸加穴位注射治疗肱骨外上髁炎 100 例［J］．浙江中西医结合杂志，2008，18（4）：256.

［133］宓群峰，徐士伟，沈建冲，等．穴位药物注射结合劳氏特制伤膏治疗腕管综合征 80 例临床疗效分析［J］．现代实用医学，2016，28（6）：729-730.

［134］储小兵，田琨，童培建．弥可保穴位注射改善中晚期腕管综合征术后神经功能不良［J］．中医正骨，2009，21（3）：35-36.

［135］王心刚，张磊，孙莉萍，等．穴位注射并红外线照射治疗早期腕管综合征［J］．中华理疗杂志，2001，24（4）：49-50.

［136］邵艳兰，瞿忠灿．曲安奈德利多卡因穴位注射治疗腱鞘炎 202 例［J］．中国实用乡村医生杂志，2006（11）：41.

［137］张林灿．针灸加穴位注射治疗桡骨茎突部狭窄性腱鞘炎 30 例［J］．江西中医药，1996（S1）：98.

［138］王行利，黄少波，朱佩海，等．中医综合疗法治疗慢性三角纤维软骨复合体损伤 56 例［J］．实用中医药杂志，2017，33（10）：1141-1142.

［139］孙玉燕．臭氧穴位注射治疗腰背肌筋膜炎疗效观察［J］．中国中医

急症，2015，24（3）：484+488.

[140] 郭定聪，何生．复方当归注射液穴位注射联合葛根汤治疗背肌筋膜炎疗效观察［J］．浙江中医杂志，2013，48（11）：846.

[141] 戴丽娟，徐炳国，王晶．不同针灸方法治疗背肌筋膜炎［J］．中国康复，2012，27（4）：293-294.

[142] 曹仁辉．中药熏蒸结合穴位注射治疗背肌筋膜炎85例［J］．中医临床研究，2011，3（8）：68-69.

[143] 程爱萍，张波，陈日新．穴位注射治疗背肌筋膜炎35例临床疗效观察［J］．针灸临床杂志，2005（4）：16-17.

[144] 何莉平．针灸配合穴位注射治疗背肌筋膜炎58例疗效观察［J］．云南中医中药杂志，2003（2）：48.

[145] 王超，阮祯，周娴芳，等．穴位注射结合胸椎拔伸类手法治疗胸椎小关节紊乱的临床观察［J］．湖北中医杂志，2016，38（6）：61-62.

[146] 李伟广．推拿配合穴位注射治疗胸椎小关节紊乱症［J］．按摩与导引，2005，21（6）：35-36.

[147] 李伟广．手法复位+穴位注射治疗胸椎小关节紊乱症160例［J］．人民军医，2003，46（9）：530-531.

[148] 王淼，芦梦迪，赵立刚．穴位注射夹脊穴治疗带状疱疹后遗肋间神经痛［J］．世界最新医学信息文摘，2016，16（80）：64.

[149] 李种泰．华佗夹脊穴注射医用臭氧治疗肋间神经痛临床研究［J］．内蒙古中医药，2014，33（28）：87.

[150] 刘斌．穴位注射治疗带状疱疹后遗肋间神经痛40例［J］．山西中医，2004，20（1）：14.

[151] 孟祥慧，穆艳云．电针加夹脊穴位注射治疗肋间神经痛40例［J］．上海针灸杂志，2002，21（6）：31.

[152] 吴菊卿．穴位注射治疗带状疱疹后遗肋间神经痛32例［J］．中国针灸，2002，22（3）：158.

[153] 安国尧，李卫平，代长泉，等．急性腰扭伤穴位及肌内注射止痛疗效观察［J］．中国社区医师，2016，32（27）：104-105.

[154] 刘刚．曲池穴穴位注射治疗急性腰扭伤27例［J］．江苏中医药，2014，46（6）：62-63.

[155] 张立勇，邵湘宁，朱静．电针配合刺络及穴位注射治疗急性腰扭

伤 40 例［J］. 中国中医急症，2013，22（11）：1963.

［156］李莉，李鉴，赵永祥. 穴位注射配合运动疗法治疗急性腰扭伤 30 例［J］. 云南中医中药杂志，2013，34（10）：53-54.

［157］张莉，韩力辉，王淑珍. 皮部放血结合穴位注射治疗急性腰扭伤 26 例［J］. 陕西中医，2013，34（5）：590-591.

［158］陈立雄. 头针配合骨肽穴位注射治疗急性腰扭伤 53 例［J］. 福建中医药，2010，41（4）：36.

［159］刘肖瑜，申运山. 穴位注射加手法治疗急性腰扭伤 96 例［J］. 中国中医骨伤科杂志，2007，15（10）：55.

［160］于庆，卢尚卓. 穴位注射配合放血治疗急性腰扭伤 53 例［J］. 吉林医药学院学报，2007（3）：161.

［161］姜淑芳. 针刺配合推拿和穴位注射治疗急性腰扭伤 76 例［J］. 吉林中医药，2007，27（3）：36.

［162］刘军渠，刘成钢. 委中穴注射治疗急性腰扭伤 10 例［J］. 医药产业资讯，2006，3（21）：20.

［163］周春霞，宋中华. 穴位注射治疗急性腰扭伤 28 例分析［J］. 中国社区医师（综合版），2005，7（22）：62.

［164］周珊玲，刘明元. Thirty Cases of Acute Lumbar Sprain Treated by Acupuncture Combined with Point-Injection at Tianzhu［J］. 中医杂志（英文版），2003，23（3）：203-204.

［165］李明亮. 正骨结合川芎混合液穴位注射治疗急性腰扭伤 108 例［J］. 华南国防医学杂志，2003（1）：52-53.

［166］周珊玲，刘明元. 针刺配合穴位注射天柱穴治疗急性腰扭伤 30 例［J］. 实用中西医结合临床，2002（2）：29.

［167］万艳，浦琴. 腰部斜扳法并穴位注射治疗急性腰扭伤 63 例［J］. 辽宁中医学院学报，2000（3）：214.

［168］洪笃瑞，江秀清. 穴位注射合拔罐治疗急性腰扭伤 58 例［J］. 中医外治杂志，2000，9（1）：10-11.

［169］汤剑，王晓东，杨卫明. 穴位注射用腺苷钴胺联合电针治疗腰椎间盘突出症临床疗效观察［J］. 中国医药科学，2020，10（17）：99-101+134.

［170］薛晓杰，侯立皓，张燕，等. 中医正骨手法联合穴位注射治疗腰椎间盘突出症疗效观察［J］. 广西中医药，2020，43（4）：39-41.

［171］贺旭红，张唯唯．穴位注射配合穴位按摩结合中医辨证施护在腰椎间盘突出中应用效果观察及护理［J］．中国社区医师，2020，36（17）：117-118.

［172］胡君雁，范小咪，邵洲杰．隔姜铺灸联合穴位注射治疗寒湿型LDH的临床研究［J］．重庆医学，2020，49（9）：1482-1485+1491.

［173］何涛，张学良．穴位注射配合手法治疗腰椎间盘突出症的疗效观察［J］．首都食品与医药，2019，26（19）：184-185.

［174］张家华．针刺联合正清风痛灵注射液穴位注射治疗腰椎间盘突出症50例临床观察［J］．中国民间疗法，2019，27（14）：19-20.

［175］邹弢，贺智勇，姜丰，等．红花注射液穴位注射治疗腰椎间盘突出症的疗效评估［J］．贵州医科大学学报，2019，44（7）：848-850.

［176］黄帮明．针刺联合穴位注射及腰椎牵引治疗腰椎间盘突出症疗效观察［J］．实用中医药杂志，2019，35（6）：694-695.

［177］李豫阳．电针配合中药穴位注射治疗腰椎间盘突出症的疗效观察［J］．中国医药指南，2019，17（6）：153.

［178］花红兵，郑炜贞，等．腰俞穴位注射治疗急性腰痛型腰椎间盘突出症的疗效观察［J］．世界最新医学信息文摘，2018，18（A3）：1-2+26.

［179］吉海飞，沈绍勇，王铠．穴位注射联合杜仲祛风汤治疗腰椎间盘突出症的效果研究［J］．当代医药论丛，2018，16（23）：187-188.

［180］冉启燕．电针联合穴位注射治疗腰椎间盘突出症的105例［J］．云南中医中药杂志，2018，39（11）：62-64.

［181］罗宝宁．穴位注射联合腰痹痛汤对腰椎间盘突出症效果观察［J］．深圳中西医结合杂志，2018，28（16）：36-37.

［182］胡艳平，周恒台．针刺、穴位注射联合中药治疗腰椎间盘突出症96例临床观察［J］．光明中医，2018，33（10）：1450-1452.

［183］高翔，白瑞，景蓉，等．穴位精确注射甲钴胺治疗腰椎间盘突出症的临床观察［J］．临床医学研究与实践，2018，3（15）：110-111.

［184］吴海金．穴位注射配合电针疗法治疗腰椎间盘突出症的效果分析［J］．针灸临床杂志，2018，34（05）：9-12.

［185］谭伟阳，王磊．电针牵引按摩配合穴位注射治疗腰椎间盘突出症的临床效果观察［J］．白求恩医学杂志，2018，16（2）：206+223.

［186］宋理萍．针刺结合穴位注射治疗慢性腰肌劳损临床观察［J］．新中

医, 2009, 41（5）: 88-89.

[187] 王全权, 陈海林, 宗芳, 等. 穴位注射配合音频电治疗慢性腰肌劳损的疗效观察 [J]. 成都中医药大学学报, 2008（1）: 13-14.

[188] 贾忠民. 当归注射液穴位注射治疗慢性腰肌劳损 51 例 [J]. 实用中医药杂志, 2004, 20（9）: 497.

[189] 葛银根, 倪秀萍, 陈伟达. 穴位注射治疗腰痛病例 1500 例报告 [J]. 职业卫生与应急救援, 2000, 18（4）: 177.

[190] 王瑞淦, 林秀兰. 穴位注射治疗腰腿痛 172 例 [J]. 江西中医药, 1994（S1）: 66.

[191] 王树藩. 注射空气治疗急性腰扭伤及腰肌劳损 32 例 [J]. 新医学, 1978（12）: 603-604.

[192] 何桂南. 穴位注射治疗腰腿痛 50 例 [J]. 中国针灸, 1994（S1）: 67.

[193] 田春艳, 邓亚萍, 张芳, 等. 长针恢刺结合水针穴位注射治疗第三腰椎横突综合征临床研究 [J]. 针灸临床杂志, 2021, 37（1）: 18-22.

[194] 苏道静, 吕景芳. 当归注射液穴位注射联合活血强筋方内服治疗腰 3 横突综合征疗效及对氧化-抗氧化系统的影响 [J]. 现代中西医结合杂志, 2018, 27（22）: 2485-2488.

[195] 张双九. 针刺配合穴位注射治疗第三腰椎横突综合征 68 例 [J]. 中国民间疗法, 2017, 25（7）: 43.

[196] 毕学琦. 穴位注射配合超声波治疗第三腰椎横突综合征 38 例临床观察 [J]. 中外医学研究, 2015, 13（24）: 30-32.

[197] 邵勇. 电针齐刺结合穴位注射治疗第三腰椎横突综合征疗效观察 [J]. 按摩与康复医学, 2015, 6（15）: 23-25.

[198] 刘成瑶, 杨智. 针刀配合穴位注射治疗第三腰椎横突综合征 68 例 [J]. 贵阳中医学院学报, 2014, 36（3）: 134-135.

[199] 孙小卉, 徐鹏辉, 费兰波, 黄伟. 针刺配合穴位注射治疗第三腰椎横突综合征 40 例 [J]. 湖南中医杂志, 2013, 29（11）: 81-82.

[200] 屈勇, 李慧琴, 李玉娥, 等. 复方当归注射液穴位注射治疗血瘀型腰椎间盘突出症的疗效观察 [J]. 中国中医药科技, 2019, 26（5）: 742-744.

[201] 俞华, 赵翠霞, 张大锐, 等. 针灸埋线结合穴位注射治疗骨质疏

松腰腿痛临床研究［J］.陕西中医，2018，39（1）：128-130.

［202］吴国强，赵德义，吴桂龙，等.手法配合穴位注射对腰腿痛患者血液循环及治疗效果的影响［J］.中华中医药学刊，2015，33（5）：1165-1167.

［203］雷刚，杨亚亚，赵华.针灸配合穴位注射治疗腰腿疼60例临床观察［J］.内蒙古中医药，2014，33（29）：54.

［204］陈尚杰，陈文，庞勇.穴位注射治疗腰椎退行性骨关节病的临床观察［J］.中医正骨，2003，15（11）：12.

［205］邢丹智，邢政.电针及穴位注射配合推拿治疗外伤性截瘫15例报告［J］.中国民康医学，2013，25（6）：81+124.

［206］张振芳，周淑文，黄翠立.32例外伤性截瘫电针、中药结合配带矫形器功能锻炼治疗效果观察［J］.中国民政医学杂志，2002，14（1）：49.

［207］萧昊民，邓聪.调衡温针灸配合穴位注射野木瓜注射液治疗梨状肌综合征临床研究［J］.广州中医药大学学报，2021，38（4）：749-754.

［208］贾琼珍，陈敏.体外冲击波结合正清风痛宁穴位注射秩边穴治疗梨状肌综合征疗效观察［J］.湖北中医杂志，2017，39（5）：55-56.

［209］赵厚勇.多向针刺配合穴位注射治疗梨状肌综合征［J］.内蒙古中医药，2014，33（32）：46.

［210］张茜，王宝玉.耳穴压豆联合穴位注射治疗梨状肌综合征32例疗效观察［J］.中国中医急症，2014，23（1）：173.

［211］王晓愿.穴位注射配合针刺治疗梨状肌综合征38例［J］.黑龙江中医药，2013，42（5）：61.

［212］谈建新.穴位注射结合合谷刺法治疗梨状肌综合征46例［J］.山东中医杂志，2007，26（11）：760-761.

［213］俞冬生，陈经贤，储德林，等.多向刺穴位注射治疗臀上皮神经损伤临床观察［J］.中医药临床杂志，2015，27（8）：1141-1143.

［214］张田，邱冰，刘文波.穴位注射联合放射状冲击波治疗股骨头缺血性坏死的疗效观察［J］.中华物理医学与康复杂志，2016，38（7）：512-513.

［215］梁晓红，张新根，徐广涛.穴位联合施沛特注射治疗股骨头缺血性坏死早期疼痛疗效观察［J］.浙江中西医结合杂志，2015，25（8）：750-752.

［216］龚国胜，朱以蔚．股动脉给药结合中药外治治疗股骨头无菌性坏死 72 例［J］.中医外治杂志，2012，21（1）：18-19.

［217］尹群党．温针配合穴位注射和康复功能锻炼治疗股骨头坏死 80 例［J］.针灸临床杂志，2009，25（5）：8-9.

［218］张海峰，张舒雁，刘晋闽．丹参穴位注射对股骨头缺血性坏死患者髋关节功能的影响［J］.针刺研究，2009，34（1）：57-60.

［219］张海峰，张舒雁，徐勇刚．丹参穴位注射治疗股骨头缺血性坏死 32 例［J］.针灸临床杂志，2007（12）：21-22.

［220］毕桂兰，沈桐．穴位注射治疗股骨头缺血性坏死的辨证施护［J］.辽宁中医杂志，2007，34（7）：992-993.

［221］王涌海，于培俊．复方红花注射液治疗股骨头缺血性坏死 200 例［J］.辽宁中医杂志，2000，27（9）：419.

［222］郭妮，陈立山．针灸推拿结合穴位注射治疗坐骨神经痛的临床疗效观察［J］.世界最新医学信息文摘，2018，18（70）：141.

［223］刘星，施斌．针刺推拿结合穴位注射治疗坐骨神经痛的临床疗效观察［J］.湖北中医药大学学报，2017，19（2）：81-84.

［224］赖春，覃彬原，杨曦．针灸推拿结合穴位注射治疗坐骨神经痛的临床疗效观察［J］.按摩与康复医学，2016，7（13）：22-23.

［225］张霞，郭建辉．穴位注射配合针刺拔罐治疗坐骨神经痛 100 例［J］.中医临床研究，2015，7（17）：30-31.

［226］Kai Li，Xin-yin Xu，De-guang Ding. Observation on Therapeutic Effect of Electroacupuncture Plus Acupoint-Injection for Nerve Root Sciatica［J］. Journal of Acupuncture and Tuina Science，2015，13（1）：32-35.

［227］吕伟．穴位注射治疗坐骨神经痛 98 例临床分析［J］.中国伤残医学，2014，22（8）：48-49.

［228］陈延军．穴位注射治疗坐骨神经痛 112 例［J］.中国中医药现代远程教育，2013，11（5）：61-63.

［229］陈琛．穴位注射结合理疗治疗坐骨神经痛 50 例临床分析［J］.亚太传统医药，2012，8（6）：70.

［230］许天兵．刺络拔罐联合穴位注射治疗股外侧皮神经炎 30 例［J］.中医研究，2017，30（9）：46-47.

［231］黄文婷，赵雄．针灸推拿治疗股外侧皮神经炎的疗效比较［J］.临

床医药文献电子杂志，2017，4（5）：985-986.

［232］周映帆，宗蕾．针灸治疗股外侧皮神经炎临床研究［J］．西部中医药，2016，29（11）：142-146.

［233］许卫国．扬刺为主配合穴位注射治疗股外侧皮神经炎58例［J］．中医临床研究，2015，7（19）：42-43.

［234］赵延红．针灸、走罐联合穴位注射治疗股外侧皮神经炎的疗效观察［J］．中国基层医药，2008，15（10）：1652-1653.

［235］苏仁强，李伟华，杨鸣．电针加穴位注射治疗股外侧皮神经炎的临床观察［J］．湖北中医杂志，2008，30（10）：50-51.

［236］沈来华．中药熏蒸配合穴位注射治疗股外侧皮神经炎42例［J］．实用中医药杂志，2008，24（10）：654.

［237］陈敏．电针配合穴位注射治疗股外侧皮神经炎疗效观察［J］．上海针灸杂志，2008（1）：25-26.

［238］李巧云．梅花针、拔罐加穴位注射治疗股外侧皮神经炎30例［J］．陕西中医，2007（3）：338.

［239］俞竹青．针灸配合弥可保穴位注射治疗股外侧皮神经炎23例［J］．光明中医，2006，21（6）：24-25.

［240］蔡岩松，姚欣，黄秋贤．走罐结合穴位注射治疗股外侧皮神经炎76例［J］．中医药信息，2003，20（4）：42.

［241］邹永英．中药外敷加穴位注射治疗膝关节滑膜炎179例报告［J］．右江民族医学院学报，2009，31（3）：420.

［242］宋国良，郑葆荣，付新运，等．穴位注射加中药洗方治疗38例膝关节慢性滑膜炎［J］．针灸临床杂志，2001，17（7）：35.

［243］李金磊，殷红，刘维统，等．联用发散式冲击波和穴位注射疗法对膝关节骨性关节炎患者进行治疗的效果探析［J］．当代医药论丛，2020，18（3）：110-111.

［244］蒋忠凤．鲑降钙素穴位注射治疗膝关节骨性关节炎101例12年疗效观察［J］．智慧健康，2020，6（2）：163-164.

［245］王荣，李黎．中药熏洗疗法联合穴位注射疗法治疗膝关节骨性关节炎的效果评析［J］．当代医药论丛，2019，17（21）：183-184.

［246］李峰．穴位注射疗法联合小针刀疗法治疗膝关节骨性关节炎的效果观察［J］．当代医药论丛，2019，17（12）：130-131.

［247］曾子全，赵传喜，刘文刚．中药穴位注射治疗早中期膝关节骨性关节炎的近期疗效观察及肌力分析［J］．现代医药卫生，2018，34（20）：3114-3118．

［248］黄小艳，付杰，徐小鸿，等．电针联合正清风痛宁穴位注射治疗膝关节骨性关节炎的临床研究［J］．基层医学论坛，2018，22（19）：2716-2717．

［249］潘略韬，邱鹏程，刘剑芬，等．臭氧关节腔灌洗配合穴位注射对膝关节骨性关节炎疗效的影响［J］．实用医学杂志，2017，33（14）：2419-2420．

［250］朱瑜琪，王金荣，王智耀．穴位注射治疗膝关节骨性关节炎研究进展［J］．中国医药科学，2015，5（23）：57-61．

［251］张明平．中药熏洗配合穴位注射治疗膝关节骨性关节炎128例疗效观察［J］．世界最新医学信息文摘，2015，15（93）：204-205．

［252］华玉平，凌敏，代树程，等．舒血宁穴位注射治疗早中期膝骨性关节炎30例［J］．江西中医药，2014，45（12）：35-36．

［253］赵宗辽，边敏佳，王亚渭，等．穴位注射治疗膝关节骨性关节炎74例［J］．现代中医药，2014，34（6）：32-34．

［254］梁粤，皮敏，黄少．针刺配合复方青藤碱注射液穴位注射治疗膝关节骨性关节炎的临床观察［J］．针灸临床杂志，2014，30（8）：7-11．

［255］王霞，杨涛．穴位注射治疗膝关节骨性关节炎临床效果分析［J］．药物与人，2014，27（5）：249-250．

［256］张丽萍．中医中药配合复方骨肽注射液穴位注射治疗膝关节骨关节炎［J］．大家健康（学术版），2014，8（5）：176．

［257］蔡明明，蒲春阳，马宝东．中药熏洗联合丹参冻干粉针剂穴位注射治疗膝关节骨性关节炎随机平行对照研究［J］．实用中医内科杂志，2013，27（18）：81-83．

［258］李玲，查丽娜，李秋，郑维波．穴位注射加热敏灸治疗膝关节骨性关节炎22例［J］．中国民族民间医药，2012，21（10）：116．

［259］叶卯祥．穴位注射配合中药消痛液离子导入治疗膝关节骨性关节炎疗效观察［J］．中国中医骨伤科杂志，2012，20（5）：45-46．

［260］洪德兵．穴位注射配合手法治疗膝关节骨性关节炎50例［J］．中国煤炭工业医学杂志，2012，15（1）：106-107．

［261］李奎哲．穴位注射治疗膝关节骨性关节炎 57 例［J］．中国民间疗法，2011，19（11）：22.

［262］李敏．电针臭氧穴位注射治疗膝关节骨性关节炎 68 例分析［J］．中国误诊学杂志，2011，11（26）：6434.

［263］王海全，黄有荣，覃学流．健骨注射液穴位注射治疗膝关节骨性关节炎 40 例［J］．广西中医学院学报，2011，14（2）：23-24.

［264］俞兴根．远端穴位注射加手法治疗髌骨软骨软化症［J］．针灸临床杂志，2007，23（6）：24.

［265］黄卿．温针配合穴位注射治疗滑膜皱襞综合征 48 例［J］．福建医药杂志，1996（04）：67.

［266］侯宇，王吏，孙玲．手法推拿配合穴位注射治疗踝关节扭伤的疗效探究［J］．中国处方药，2017，15（7）：146-147.

［267］黄东华．穴位注射治疗青少年运动员急性踝关节损伤疗效观察［J］．临床合理用药杂志，2017，10（10）：40-42.

［268］魏洪，顾圣高，陆卫，等．穴位注射配合推拿手法治疗急性踝关节扭伤疗效观察［J］．中国中医急症，2016，25（12）：2371-2373.

［269］张茂亮．手法配合穴位注射治疗陈旧性踝关节扭伤疗效观察［J］．中医临床研究，2013，5（18）：49.

［270］陈国定，陈艳．手法牵引加穴位注射治疗大学生踝关节扭伤疗效观察［J］．中国学校卫生，2005，26（3）：237.

［271］彭光亮．穴位注射丘墟治疗踝关节扭伤 100 例［J］．中国针灸，2001，21（5）：38-39.

［272］赵坚新．第二掌骨侧足穴位注射疗法治疗踝关节扭伤 100 例［J］．中国民间疗法，1996（5）：13-14.

［273］赵坚新．第二掌骨侧足穴位注射疗法治疗踝关节扭伤 100 例［J］．中国社区医师，1996（10）：20.

［274］彭启琼．穴位注射治疗足跟部滑囊炎 18 例［J］．中西医结合杂志，1988（1）：56-57.

［275］阚俊微，陆伟慧，徐静艳，等．穴位注射结合麦粒灸治疗跟痛症临床观察［J］．现代中西医结合杂志，2017，26（25）：2812-2814.

［276］宋锋．针刺配合鲑鱼降钙素穴位注射治疗足跟痛 25 例临床观察［J］．湖南中医杂志，2015，31（5）：93-94.

[277] 赵海云. 小针刀联合局部穴位注射治疗足跟痛 65 例 [J]. 中医外治杂志, 2014, 23 (5): 28-29.

[278] 杨秀科. 穴位注射配合 TDP 治疗足跟痛 126 例临床体会 [J]. 中国民族民间医药, 2014, 23 (15): 94.

[279] 曾火英. 穴位注射加推拿治疗骨刺性跟痛症 26 例 [J]. 中国民间疗法, 2011, 19 (6): 24-25.

[280] 王宗江. 太溪穴位注射治疗足跟痛 25 例 [J]. 上海针灸杂志, 2009, 28 (8): 472.

[281] 陈明雄. 手法推拿配合穴位注射治疗跟痛症 115 例 [J]. 河南中医, 2008 (11): 82.

[282] 朱伍, 陈丽娜, 刘海鹏. 手法结合中药熏洗、穴位注射治疗跟痛症 134 例 [J]. 现代中西医结合杂志, 2008, 17 (20): 3147-3148.

[283] 贾雪梅. 穴位注射治疗足跟痛 30 例观察 [J]. 中国医疗前沿, 2007 (8): 123-124.

[284] 吕会臣. 穴位注射复方骨肽治疗骨质疏松及退行性病变疼痛症状的临床研究 [J]. 中国民族民间医药, 2013, 22 (19): 60.

[285] 陈璧, 蔡丽华. 温针灸配合穴位注射治疗寒痹膝关节痛 [J]. 哈尔滨医药, 2007, 27 (2): 54.

[286] 董中国, 潘颖华, 刘媛媛. 蜂毒注射液穴位注射治疗风湿性关节炎疗效观察 [J]. 黑龙江医药科学, 2002, 25 (3): 43.

[287] 彭相华. 穴位注射治风湿性膝关节炎临床观察 [J]. 江西中医药, 1999 (5): 14-15.

[288] 陈建民. 蜂毒穴位注射治疗风湿类疾病 40 例 [J]. 中国临床医学杂志, 1998 (2): 76.

[289] 柳玉芹, 刘明芳, 徐洁. 银蜂毒注射液穴位注射治疗痹证疗效观察 [J]. 针灸临床杂志, 1997 (10): 30.

[290] 杨丹, 姚丽红, 张冰. 鹿瓜多肽穴位注射联合来氟米特、温针灸治疗类风湿关节炎 [J]. 实用中西医结合临床, 2020, 20 (13): 10-11+67.

[291] 全健, 丁文涛, 武辉. 穴位注射配合桂枝芍药知母汤加减治疗类风湿性关节炎临床研究 [J]. 陕西中医, 2019, 40 (5): 671-673.

[292] 程万强, 王林霞, 刘海瑜, 等. 风湿祛痛胶囊结合穴位注射治疗类风湿性关节炎的临床疗效研究 [J]. 当代医学, 2018, 24 (29): 4-6.

［293］欧阳华生．针刺配合正清风痛宁穴位注射治疗类风湿性关节炎的效果观察［J］．临床医药文献电子杂志，2018，5（43）：39．

［294］吕俊玲．针刺联合穴位注射对类风湿性关节炎患者 VAS 评分及膝关节活动度的影响［J］．云南中医中药杂志，2018，39（2）：67-68．

［295］赵凌艳，颜梅，蒲卉，等．电针联合穴位注射鹿瓜多肽对类风湿关节炎骨形态发生蛋白及类风湿因子的影响［J］．国际中医中药杂志，2016，38（7）：610-613．

［296］冯艳琴，姚忠红，程建明，等．鹿瓜多肽穴位注射结合电针对类风湿关节炎类风湿因子及基质金属蛋白酶的影响［J］．中国中医急症，2016，25（06）：1185-1188．

［297］蒲卉明，赵凌艳，程建明，等．温针灸配合穴位注射鹿瓜多肽注射液治疗类风湿性关节炎的临床研究［J］．世界中医药，2016，11（4）：711-714．

［298］陈红．穴位注射肿节风注射液治疗类风湿关节炎 60 例［J］．中医临床研究，2016，8（7）：30-31．

［299］姚晖．风湿祛痛胶囊结合穴位注射治疗类风湿性关节炎的临床研究［J］．世界中医药，2016，11（1）：52-54．

［300］王倩．丹参粉针穴位注射治疗类风湿性关节炎随机平行对照研究［J］．实用中医内科杂志，2013，27（23）：72-73．

［301］蔡明明，马宝东．穴位注射丹参冻干粉针治疗类风湿关节炎手关节肿痛 43 例［J］．风湿病与关节炎，2013，2（5）：21+23．

［302］刘文健．针灸配合穴位注射治疗类风湿性关节炎 113 例［J］．中医外治杂志，2013，22（2）：18-19．

［303］赵用．穴位注射治疗膝关节类风湿关节炎的安全性和疗效评价［J］．实用中医内科杂志，2012，26（18）：82-83．

［304］郑典峰．穴位注射治疗类风湿性关节炎 55 例［J］．现代中医药，2011，31（6）：52-53．

［305］王燕，张颖．牛痘疫苗致炎兔皮提取物注射液穴位注射治疗类风湿关节炎疗效观察［J］．实用中西医结合临床，2011，11（5）：64-65．

［306］梁昊，郑志永，汪洪波，等．穴位注射鹿瓜多肽注射液治疗活动期类风湿关节炎疗效观察［J］．河北医科大学学报，2009，30（9）：945-948．

［307］吴洪英．针刺配合正清风痛宁穴位注射治疗类风湿性关节炎 30 例

[J]. 内蒙古中医药, 2009, 28 (18)：24-25.

[308] 丁小芬, 田明月, 陈云杰, 等. 臭氧水穴位注射治疗强直性脊柱炎 1 例 [J]. 中国民间疗法, 2020, 28 (16)：103-104.

[309] 陈云杰, 张雅琪, 胡闯北, 等. 医用臭氧水穴位注射联合骶髂关节注射治疗强直性脊柱炎临床观察 [J]. 光明中医, 2020, 35 (6)：839-842.

[310] 周友龙, 张雅琪, 宁文华, 等. 臭氧水穴位注射联合骶髂关节注射对强直性脊柱炎患者脊柱功能活动度和疼痛的影响 [J]. 中医临床研究, 2019, 11 (12)：53-55.

[311] 党琦, 周友龙, 周斌, 等. 臭氧水穴位注射对强直性脊柱炎患者疼痛症状的临床研究 [J]. 影像研究与医学应用, 2018, 2 (17)：217-219.

[312] 温泽发, 李润生, 张英小. 蜂针疗法联合丹红注射液穴位注射对强直性脊柱炎患者腰椎活动功能的影响 [J]. 中医药导报, 2018, 24 (14)：46-49.

[313] 刘奔流, 李婷, 郭奇虹, 等. 加味察益肾壮督汤联合复方丹参注射液穴位注射对强直性脊柱炎患者 VAS 评分及生活质量的影响 [J]. 湖北中医杂志, 2018, 40 (1)：49-50.

[314] 周友龙, 辛瑶瑶, 朱紫燕, 等. 臭氧水穴位注射治疗强直性脊柱炎 60 例 [J]. 中医研究, 2015, 28 (10)：32-34.

[315] 王燕, 张介平. 穴位注射肿瘤坏死因子-α 拮抗剂治疗强直性脊柱炎疗效观察 [J]. 风湿病与关节炎, 2015, 4 (5)：32-33+76.

[316] 魏薇. 臭氧水注射治疗强直性脊柱炎临床观察 [J]. 生物技术世界, 2015 (4)：77.

[317] 任昌菊, 夏昌华, 蹇正清, 等. 隔药灸配合穴位注射治疗强直性脊柱炎疗效观察 [J]. 浙江中医药大学学报, 2013, 37 (5)：622-623+626.

[318] 汪洪波, 陈振伟, 王利广, 等. 红花注射液穴位注射治疗强直性脊柱炎的临床研究 [J]. 中外健康文摘, 2012, 9 (20)：26-28.

[319] 汪洪波. 穴位注射治疗强直性脊柱炎的近况 [J]. 贵阳中医学院学报, 2012, 34 (4)：188-189.

[320] 李跃兵. 电针配合穴位注射治疗强直性脊柱炎的临床研究 [J]. 医学理论与实践, 2012, 25 (9)：1068-1069.

[321] 赵品, 郭静波, 马少亚. 中药结合穴位注射治疗强直性脊柱炎 128 例 [J]. 解放军医药杂志, 2011, 23 (S1)：14-15.

［322］戴松铭．穴位注射配合麻黄汤辨证治疗强直性脊柱炎 204 例［J］．中国民间疗法，2010，18（9）：46-47.

［323］成秀芳，吴玲，李长凤，等．针灸配合穴位注射治疗强直性脊柱炎疗效观察［J］．上海针灸杂志，2010，29（3）：172-173.

［324］苏艳仙，张力文，谢婧娜．毛冬青治疗痛风性关节炎的效果观察［J］．临床医学工程，2016，23（12）：1655-1656.

［325］刘志良，潘清洁．电针加穴位注射治疗急性痛风性关节炎疗效观察［J］．上海针灸杂志，2010，29（8）：525-526.

［326］吴洲红．穴位注射治疗急性痛风性关节炎 80 例疗效观察［J］．中国中医药科技，2009，16（6）：431.

［327］和宇，顾林海，李祥，等．电针加穴位注射治疗急性痛风性关节炎［J］．现代中西医结合杂志，2008（3）：383-384.

［328］唐平平，陈利芳，王樟连．穴位注射对痛风性关节炎大鼠的抗炎作用［J］．上海针灸杂志，2007，26（6）：39-40.

［329］邹燃，张红星，张唐法，等．电针加穴位注射治疗急性痛风性关节炎疗效观察［J］．中国针灸，2007，27（1）：15-17.

［330］张静，沈宏家．电针加穴位注射治疗原发性急性痛风性关节炎 76 例［J］．针灸临床杂志，2005，21（11）：36-37.

［331］董建萍，麻弘，张庆玉．穴位注射正清风痛宁治疗痛风性关节炎 30 例疗效观察［J］．黑龙江中医药，2002（1）：50.

［332］胡建军，张慧敏．穴位注射骨肽注射液治疗骨质疏松的临床效果观察［J］．黑龙江科学，2021，12（8）：56-57.

［333］邹晓静，郝燕燕，周江涛，等．穴位注射鲑鱼降钙素治疗老年性骨质疏松症的临床疗效观察［J］．中国基层医药，2019，26（1）：60-64.

［334］邹晓静，郝燕燕，周江涛，等．穴位注射生理盐水联合西药常规治疗原发性老年性骨质疏松症疗效观察［J］．新中医，2018，50（11）：183-185.

［335］李鹏鸟，徐丹．鲑鱼降钙素穴位注射配合护理干预骨质疏松疼痛疗效分析［J］．新中医，2017，49（7）：139-141.

［336］张衡才．骨肽注射液穴位注射治疗老年骨质疏松症 30 例临床观察［J］．湖南中医杂志，2017，33（3）：84-86.

［337］黄广灵，张道鹏．穴位注射骨肽治疗老年骨质疏松性腰背痛的疗

效观察［J］.中医药导报，2016，22（17）：76-78.

［338］周志华，王乃权，丁超儿，等.鲑鱼降钙素穴位注射治疗绝经后骨质疏松症：随机对照研究［J］.中国针灸，2016，36（7）：705-708.

［339］敖学艳，祖明旭.电针、穴位注射结合西药治疗胸腰椎压缩性骨折临床疗效观察［J］.世界中西医结合杂志，2014，9（3）：284-285.

［340］仇军.穴位注射黄芪注射液治疗骨质疏松症的临床分析［J］.吉林医学，2013，34（24）：4952-4953.

［341］祝丽.穴位注射中药注射液治疗骨质疏松症的临床应用［J］.中国民康医学，2010，22（12）：1598+1608.

［342］周丹梅，刘兵.氨基葡萄糖胶囊配合丹红注射液穴位注射治疗固定义齿修复期颞下颌关节功能紊乱综合征疗效及对炎性因子和生活质量的影响［J］.现代中西医结合杂志，2019，28（30）：3394-3397+3415.

［343］刘宏，黄献忠.颞下颌关节紊乱病80例穴位注射疗效［J］.福建医科大学学报，2005，39（4）：52+55.

［344］曹文胜，覃永湘.针刺与穴位注射治疗颞下颌关节功能紊乱综合征64例［J］.现代康复，2000（14）：127.

［345］李萍.针刺配合穴位注射治疗颞下颌关节功能紊乱综合征31例疗效观察［J］.青海医药杂志，1998（4）：19.

［346］黄巍.穴位注射加TDP照射治疗颞下颌关节功能紊乱综合征56例［J］.中国中西医结合杂志，1997（4）：245.

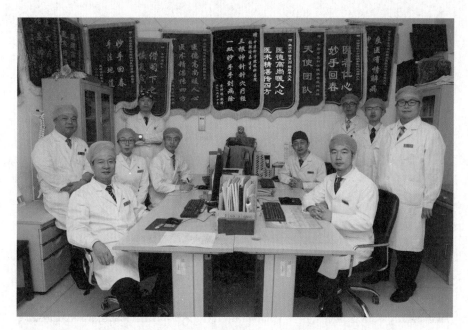

病例讨论

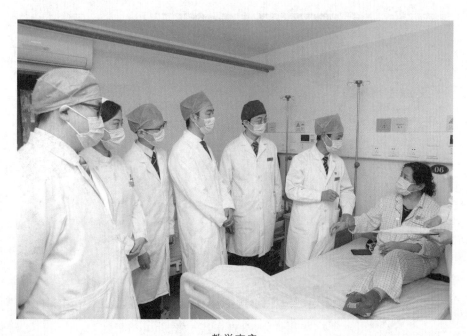

教学查房

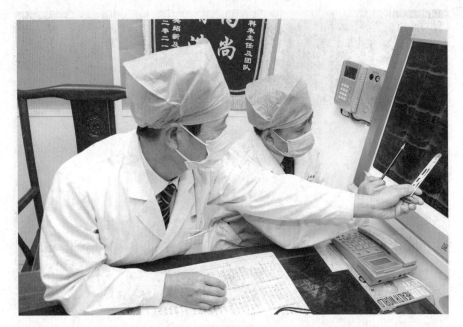

带教研究生

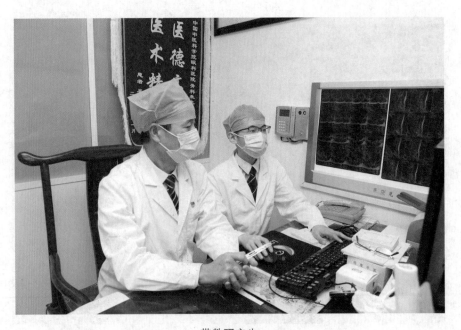

带教研究生

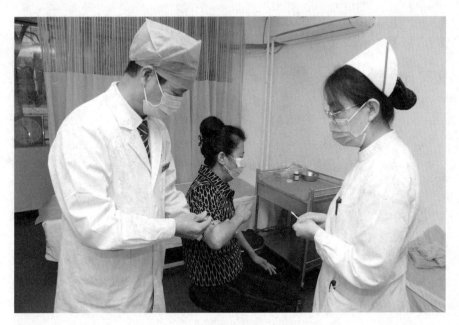

穴位注射

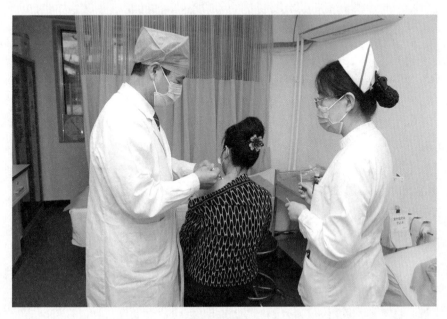

穴位注射

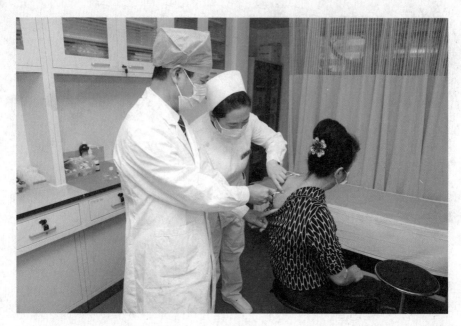

穴位注射